心理学大师经典系列

Experiencing Erickson:
An Introduction to the Man and His Work

〔美〕杰弗瑞·萨德 (Jeffrey K. Zeig) 著

陈厚恺 译

催眠大师艾瑞克森和他的催眠疗法

化学工业出版社

·北京·

图书在版编目（CIP）数据

催眠大师艾瑞克森和他的催眠疗法 / [美] 萨德（Zeig,J.K.）著；陈厚恺译.—北京：
化学工业出版社，2016.1（2023.10重印）

（心理学大师经典系列）

书名原文：Experiencing Erickson: An Introduction to the Man and His Work

ISBN 978-7-122-25756-7

Ⅰ.①催…Ⅱ.①萨…②陈…Ⅲ.①催眠治疗Ⅳ.① R749.057

中国版本图书馆 CIP 数据核字（2015）第 282465 号

Experiencing Erickson: An Introduction to the Man and His Work, by Jeffrey K. Zeig

ISBN 0-87630-409-9

Copyright© 1985 by Jeffrey K. Zeig.

北京市版权局著作权合同登记号：01-2009-4407

责任编辑：赵玉欣　　　　　　　　装帧设计：尹琳琳

责任校对：边　涛

出版发行：化学工业出版社（北京市东城区青年湖南街13号　邮政编码100011）

印　　装：大厂聚鑫印刷有限责任公司

710 mm×1000 mm 1/16　印张12$\frac{1}{2}$　字数181千字　2023年10月北京第1版第7次印刷

购书咨询：010-64518888　　　　　　售后服务：010-64518899

网　　址：http://www.cip.com.cn

凡购买本书，如有缺损质量问题，本社销售中心负责调换。

定　价：49.80元　　　　　　　　　　　　　　　版权所有　违者必究

序

米尔顿·艾瑞克森医生最美国具影响力的催眠治疗师。"艾瑞克森学派心理治疗"是指一套心理治疗技术，其中大部分由米尔顿·艾瑞克森医生的演讲、研讨会、工作坊和写作中整理而出。隐藏在方法背后的治疗哲学和对病人的策略人际取向，用在催眠状态或清醒状态以释放病人自助的潜能，比实际的技术来得更为重要（Erickson & Rossi,1980;Haley,1973）。尽管艾瑞克森的理论或轶事经常备受争议，"艾瑞克森学派心理治疗"对数以千计的心理学专业人士产生了重大的影响，在美国心理治疗界留下不可磨灭的印记。许多已出版和陆续出版的关于艾瑞克森的文献和书籍是最佳的明证（Hammond, 1984; Rossi & Ryan, 1985; Rossi et al., 1983; Zeig, 1980, 1982, 1985a, 1985b）。

本书大部分是作者杰弗瑞·萨德博士与艾瑞克森相处经验的个人描述，对了解艾瑞克森对来访者所禀持的态度和运用的方法，是很重要的贡献。他一些治疗介入的方式就是本身调适身体病痛的技术成果，他用这些方式来改善因幼年罹患小儿麻痹症所导致的疼痛和残障。面对身体残障的困境，他造就了一种足智多谋、弹性、创意、运用自如和即席演出的独特融合，再调以非正统风格和游走于边缘的倾向，创造了一种令人闻知即为之兴奋的心理治疗模式，令一般出身于传统心理治疗模式的治疗师难以仿效。因此，要学习的不只是艾瑞克森用于自己或来访者身上的精妙手法，还有这位天才革新者所发明的戏剧化应变方式。

艾瑞克森以咨询师、分析师、鉴定人、仲裁者、倡导者、激励者、心灵导师、接纳的权威或严厉的父母等不同的面貌来面对每一个来访者，他强调每个个体的独特性、每个人会被独特的需求和不同的防卫模式所激发，每个人都需要原创的介入模式，而非正统、缺乏想象空间和教条式的治疗方式。他认为他自己、他的话、语调、说话的举止，还有身体动作都能促发改变。他感兴趣于实际的改变，而不是理论，他认为传统的理论是一个障碍，将治疗师系在一块彻底无望的基石上。为了达到这个目的，他暗示、诱导、设计大量个别化多层次沟通的刺探、语言和非语言信息，为了让来访者在不全然意识到受操弄的状况下产生影响。有时候他没有成功，但这只是提供他新的刺激，让他去克服来访者对于为改变而使用潜在资源和潜力的抗拒。

艾瑞克森经常会参与在明显的抗拒当中，似乎表现出支持来访者的疾病和防卫，或他会给予来访者似乎是奇特的、无所关联的作业。他会提供很寻常的建议及常识性的治疗，善加利用这些显而易见的原则。反过来，他还会运用隐喻和间接的指涉，并不直接切入要点。他会创造情境，"让来访者自发地理解到他们之前未发觉的改变潜能。"（Zeig, 1985b）。但这些手段都有一种目的：只为了让来访者困惑到足以迫使他们敞开心扉，用不同角度来看待事物。技术并没有经过事先的挑选，但都适合当下情境的迫切需要。即使艾瑞克森拒绝将自己的做法与任何著名的心理治疗学派画上等号，但他经常在独特操作模式的架构中运用了行为、认知、精神分析和其他的方法。催眠被运用在能有效促进治疗的情境。虽然人格和价值观改变向来被视为或快或慢会达成的理想目标，但他的立即目标是缓解症状和解决问题。

有一些心理治疗师对于艾瑞克森的崇拜几近盲目，每个字、每个情绪、每个观点或动作都被视为具有某种启发意义。那些根植于对全知全能的期待，将艾瑞克森奉若神明的治疗师，最后一定会导致幻灭；将艾瑞克森视为一位桀骜不驯者的治疗师，认为他惊世骇俗的手法只是一时的流行，终究还是会被弃如敝屣，也是同等的偏见。这些态度对于一个高度创意、富想象力和原创的思维不甚公允，他确实对一些最棘手的心理治疗问题演绎出一套全新的方法。艾瑞克森是一部惊人的影响机器，通过长期艰苦地驾驭他痛苦的身体残障而来。他的勇气、敏锐度、觉察力和独特的适应模式，套用海利的一句话（Haley, 1973)，使得他变成一位 "不寻常的治疗师"。但是他的方法综合了他"不寻常"的人格特质和操作风格，让其他治疗师不容易移植、消化和运用。

对艾瑞克森策略治疗一针见血的批评是:那些相信聪明的策略能够取代扎

实训练的人高估了它的价值。技术的操作模式通常只是全部心理治疗课程所探讨的一个片段。从这一方面来看，我们必须知道如何处理关于来访者的防卫、信念体系和性格的独特性等大量变量，这些因素都会抵消和耗尽所有策略性介入的效果。

艾瑞克森是运用计谋去避开抗拒的专家，在他的成长过程中，那让人难以忍受的身体磨难是他用来锐化自己机智的磨刀石。我记得一件事，艾瑞克森有一次到纽约旅行，他来拜访我，当时我有一名来访者也刚好来看诊。这名来访者是个年轻的强迫症患者，因为他的敌意行为以及疾病、死亡和毁灭念头的入侵，造成他自己和周遭其他人的生活都陷入一片愁云惨雾之中。因为他童年早期就接受过一连串心理分析师、行为治疗师和催眠治疗师的治疗，次数相当惊人，他经常抱怨他们的治疗对他有害无益，使得这些治疗师逐渐耗竭殆尽。他最后被转介到我这里做催眠治疗——因为没有其他的催眠治疗师能够成功让他进入催眠状态。我也彻底地失败了，经过几个月无效的疗程之后，我期待有一天能把他转介给某个人，让自己平静地加入那一长串挫败治疗师的行列，所有人都已经放弃去帮助他。

注定的好运总是会意外降临到你身上，艾瑞克森刚好在另一次不愉快谈话的开头走进来。我开玩笑地问："米尔顿，你相信你能催眠这个年轻男孩吗？"艾瑞克森喜爱挑战，他不会轻易放弃这次机会，特别是当这个孩子对于任何使他进入催眠的企图都没有反应时。在很短的时间内，艾瑞克森说服了这位来访者跟他到隔壁的房间，把他留在那里将近三个小时。每隔一段时间，我会察看房间，去看一下我原先预期的状况，也就是来访者是个可怕的敌手，他会完全清醒，咧嘴嘲笑着艾瑞克森对他做那么多尝试后的失败。但艾瑞克森没有放弃，令我惊讶的是，两个小时之后，我很确定艾瑞克森已经成功使那个来访者进入了梦游的催眠状态，在暗示之下，那男孩看到物体和动物的幻觉。我对艾瑞克森面对失败时的坚持如他催眠诱导的技巧印象一样深刻。

在这次示范之后，这个病情严重的孩子又回到我手上，可能因为之前已经有过一次放弃主控权的经验，他显得相当焦虑，让他的父母很担心。但这个情况给了我一个建立有意义接触的机会，化解了他对于死亡恐惧的问题，让他的症状大幅度缓解。我用这个案例说明艾瑞克森转化和卸除来访者对治疗抗拒的伟大能力。

艾瑞克森善于结合与来访者的特别才能或缺点有关的因素，来运用介入技术，在加速来访者学习方面，艾瑞克森展示了不可思议的能力。很多治疗师都不能认识到许多来访者对一些治疗介入的方式有不同的反应，虽然已经谨慎小心地处理，但还是会产生矛盾的结果。处理这个问题，需要花相当多的时间去建构出主要的治疗目标。艾瑞克森独特的天分不仅在于他辨识功能失常的部分，他非凡的能力还展现在找出阻碍来访者复原的因素。然后他会拟出介入的方式，快速地移除这些障碍。杰弗瑞·萨德在这里提供了许多艾瑞克森如何进行这些介入的实例。关于这位催眠领域中最受瞩目的大师，相关的出版物不断出现，本书的出版又将增添一份极有价值的文献。

路易斯·华伯格医生（Lewis R. Wolberg，M. D.)

纽约市精神健康研究院创办人暨荣誉退职院长

前言

本书呈现了米尔顿·艾瑞克森医生催眠心理治疗的面貌，包括三篇文章和一篇我在1973年与艾瑞克森会谈的逐字稿。本书为主观的叙述和个人的说明，并不打算做客观论述或评价。我本身缺乏评论的立场，而且要客观陈述艾瑞克森也有所困难；他是一个争议性很高的人物。在继续探索艾瑞克森的风格之前，我认为先了解艾瑞克森学派治疗方式的基本概念会有所帮助。

艾瑞克森学派心理治疗是务实、结构取向的，根植在确认和改变既有的不良适应模式；促发改变优先于厘清过去，也优先于洞察症状的意义或功能。为了促发以来访者为基础的改变，治疗师在来访者的参考架构下与其交会，多层次的治疗沟通针对个人状况加以调整，以进行辨识、引发、发展、联结和运用来访者的资源。虽然治疗技术衍生于有效的催眠方法，但并不一定要使用正式的催眠方式。自然催眠技术（不需要正式催眠诱导过程的催眠治疗）被广泛使用，因为一般而言它们更具疗效。

艾瑞克森学派的心理治疗强调弹性的治疗方式；对于所需疗程的次数并没有抱持预设立场，然而，治疗倾向于短期和问题导向。如果可能，即便是每一次疗程的长度也由所欲达成的目标所决定，而不是由时针在钟上面的位置决定。

一般而言，治疗目标由治疗师决定，经常呈现常识性的理解和建议，用这种方式，来访者能够产生疗效性的回应，通常这需要使用间接技术。

正如之后会见到的，间接技术包括不直击要害的沟通，这通常需要"平行沟通"（parallel communication）。治疗师透过例如戏剧化的轶事和比喻来呈现平行沟通，而非直接说明问题和解决方式。而且，治疗师能透过困境和治疗暗示来形成建议，并以不直击要害的方式呈现。透过间接技术的使用，减少抗拒的产生，而来访者会活化治疗，带有意识察觉或不带有意识察觉地加以回应。

本书呈现艾瑞克森的风格和对于心理治疗的介绍，而非清楚地解说他治疗方式的技术层面。这种做法与艾瑞克森的理念一致：在教学的时候，他不强调技术和理论，认为两者要尽量减到最少。试着去证明一个特定的理论，或者打算用某种特定技术的心理治疗师，他们会找到达到目标的方式，即使那需要将来访者的心灵削足适履，以符合治疗师预设的理论或技术。我记得马克·吐温（Mark Twain）说过：如果你想要用一把铁锤，那有很多东西看起来都会像钉子。

　　正如之后会见到的，艾瑞克森教的只是概念。他主要的拥护者杰·海利（Jay Haley，1982）曾说：如果他能真的理解艾瑞克森的概念，新的治疗远景就会变得鲜明。本书试图提供一个新的远景，来了解治疗师如何能帮助来访者活得更有效能。

　　本书也记录了一名新手治疗师的思路。书中记载与艾瑞克森会谈的经验，其中大部分发生在我是一位新手治疗师的阶段，读者可以见到艾瑞克森如何达成训练一名新手治疗师的任务。然而，艾瑞克森伪装的简化（deceptive simplicity）应该足以激起最资深治疗师的兴趣。

　　无论是一位初学者或是经验丰富的治疗师，当他们初次接触艾瑞克森的工作，通常会浮现三点质疑：一是操弄（manipulation）的观点；二是难以将艾瑞克森的方式结合到自己的治疗工作；三是艾瑞克森是个异端人物。以上三点将分别说明。

　　"操弄"一词有负面的含义。然而，如同沟通分析家，如瓦拉维可（Watzlawick）所指出：不可能不去操弄。人际的交流就意味着操弄，操弄是无可避免的，问题是如何有建设性地操弄和有疗效地操弄。

　　将艾瑞克森的方式结合到自己的治疗工作，困难在于那需要相当可观的努力。艾瑞克森的做法相当严谨，他努力将自己培养成一位有效的沟通者。他的治疗比任何其他治疗师更经得起仔细的检验。他精确地设计言语和非言语的策略，来引发最大的治疗反应。他的有效性奠基在他对于细微事物觉察力的培养；他训练自己去找出呈现来访者长处的隐微线索——能用来解决问题的长处。在某些方面，他接近个案的方式像一名伟大的侦探。一旦艾瑞克森呈现出问题的解决方式，事情的全貌就清晰可见，对留意观察的人而言，重要的线索一直显而易见，而且用常识性的做法便可加以辨认。

就异端这个部分而言，心理治疗的学生一直在寻找一位真正的"魔术师父亲"（father magician），他能个人化心理治疗最向往的人类价值。在许多层面上，米尔顿·艾瑞克森符合这个原型；他持续不懈地激发出自己和周遭人身上最好的部分。对于一个个性强烈的人物，我们是又爱又怕。通常，心理治疗运动一直围绕在心理动力的名人身上，有时候诋毁这类运动的人会被套上"异端"的贬抑标签。

这个标签提供了不需经过周详的评估，就能驳斥重要成果的方便之门。"异端"自动被视为肤浅而不值一评——无论如何都要加以避免。

传统上，心理治疗向来就是派别之争的温床。从弗洛伊德以后，心理治疗的传奇人物一直都被神格化，演进也围绕着他们的人格和理论而发展。

艾瑞克森并不自诩为一个异端或运动的领导者。他是一个非常独特的人物，促进自己和他人的个体性。他甚至没有建立一个心理治疗学派的意愿。

我对艾瑞克森的推崇是显而易见的。他是一位杰出的创新者，彻底地颠覆传统，替心理治疗注入新的元素。很多优秀的专业人士都对艾瑞克森留下深刻的印象，同时在人格上和专业上追寻他的脚步，这些人包括玛格丽特·米德（Margaret Mead）、贵格瑞·贝特生（Gregory Bateson）、杰·海利、约翰·维克连（John Weakland）、恩尼斯特·罗西（Ernest Rossi）、史蒂芬·连克顿(Stephan Lankton)和约瑟夫·巴伯（Joseph Barbar）。

在《催眠大师艾瑞克森治疗实录》一书中，我呈现了艾瑞克森如何教导一群学生。本书的不同之处在于，我呈现了艾瑞克森如何和我一个人工作。在书里我提到了我个人的反应，这是一个参与者对米尔顿·艾瑞克森的观察。许多人试图以客观的角度来呈现艾瑞克森；大多数人都不想让他们的作品渗入作者的人格特质。这不是我的目标。

因为本书大部分都是艾瑞克森和我一对一的互动，所以它带有浓厚的个人色彩。因为本书个人化的呈现，我希望它能提供个人认同和专业学习的机会。

我想要感谢许多人协助完成本书：我的编辑戴博拉·拉克（Deborah Laake）和我的行政助理芭芭拉·贝拉米（Barbara Bellamy），他们在我撰写本书的过程中提供了相当多的帮助。我也要感谢伊丽莎白·艾瑞克森夫人（Mrs. Elizabeth Erickson）、沙伦·彼得斯（Sherron S. Peters）、克莉丝提娜·艾瑞克森（Kristina K. Erickson）、史蒂芬·连克顿、约翰·莫伦（John Moran）、拉瑞·金德汉（Larry Gindhart)和迈可·雅口（Michael Yapko），他们阅读相关章节后提供的宝贵意见，都已经纳入文稿当中。

杰弗瑞·萨德

亚利桑那，凤凰城

1985年8月

目录

第二天早上，艾瑞克森坐在轮椅上，由艾瑞克森太太将他推进会客室，他一语不发，也没有任何的视线接触，他费力地把自己由轮椅移到他的办公座位上。我问他是不是可以录音，他点头答应，但没有看我，然后他开始以缓慢、有节奏的方式对着地板说话

艾瑞克森很明显处在疼痛的状态，他好不容易才把自己从轮椅移到办公椅上。他的声音显得虚弱无力。

如文中所注记，一些艾瑞克森在1973年12月5日所提到的案例曾在别处刊载过，因此，有一些案例在这里有所精简。然而，一些有进一步解释的例子，以及对于研究艾瑞克森有帮助的例子，在这里仍全文呈现。

第一章

艾瑞克森的创造力

艾瑞克森的创造力表现在他所身处的四个领域：一位催眠师、一位心理治疗师、一位老师、一位将身体残障化为优势的个人；艾瑞克森融合了这些领域中的潜意识学习，帮助人们激发、整合产生改变所需的资源。

"天才"一词通常是指一个人所呈现的心智，它也意味着一个人天生具有卓越的精神力量和创造力。艾瑞克森的天才是由他的聪明、人性、好学、创意和洞察交织而成，他也勤奋地培养与锤炼自己的天赋。

艾瑞克森的天才表现在他所身处的四个领域：一位催眠师、一位心理治疗师、一位老师、一位将身体残障化为优势的个人；综而观之，他在这四个范畴的成就使他成为一位超越生命限制的人。

催眠师

如果有人正在研究催眠的历史，他可能会首先读到18世纪的开业医生梅斯墨（Mesmer）❶；然后是关于夏考（Charcot）❷、布莱德 (Braid)❸、利布莱特（Liebeault)❹和伯尔罕（Bernheim)❺，19 世纪时，这些人都致力于催眠领域。

紧接着在20世纪，他会读到关于艾瑞克森，他是现代医疗催眠之父，在发展新的催眠诱导方式与应用上有非凡的创见。他是五本催眠书籍的共同作者，发表了超过130篇的专业文献，其中大部分是关于催眠治疗。他是美国临床催眠学会（American Society of Clinical Hypnosis）的创办人暨第一任主席，同时创办了学会的官方刊物《美国临床催眠期刊》（*The American Journal of Chinical Hypnosis*），并担任编辑长达十年。他经常游历各处为专业人士讲学

❶ Franz Anton Mesmer，1734—1815,德国医生，他运用动物磁力（animal magnetism)发展成一套有系统的催眠术，称为梅斯墨技术（mesmerism）。他成功治疗了心身症患者，却被当时的医界和科学界排挤，之后在奥地利退隐。——译者注

❷ Jean Martin Charcot，1825—1893,法国神经科医生、心理学家，运用催眠来研究歇斯底里症。——译者注

❸ James Braid，1795—1860，英国外科医生和催眠术作家，首度使用催眠术一词来取代梅氏状态和动物磁力。——译者注

❹ Ambroise-Auguste Liebeault，1823—1904,法国乡间医生，运用催眠暗示治疗器质和心理上的疾病，也是南西学院（Nancy School)的创办人。——译者注

❺ Hippolyte Berheim，1840—1919,法国医学教授，在病人维持清醒状态时，运用暗示的方式来达到催眠的效果，也是南西学院的主持人。——译者注

催眠大师艾瑞克森和他的催眠疗法

催眠，特别是在美国境内，他是一个众所周知的"催眠先生"（Secter，1982，p.453）。艾瑞克森为催眠取得了合法地位，让催眠不再是"严肃学术殿堂中的跳梁小丑"（Watzalawick，1982,p. 148）。

在艾瑞克森之前，催眠治疗并不是一个独立学科，也不是主要的治疗工具。然而，在心理治疗学派百家争鸣的发展当中，催眠一直具有重要的地位。心理分析师弗洛伊德、完形治疗师皮尔斯（Fritz Perls）、行为学家华普（Joseph Wolpe)和沟通分析学家伯尼（Eric Berne)都对催眠相当熟悉，他们却不愿运用催眠来协助发展各自的治疗取向，并提升理论中的人格结构和改变模式。艾瑞克森是一个实用主义者，他认为催眠能使来访者产生改变，所以长期致力于催眠领域。他并没有去发展一个特别的催眠理论，但却彻底地颠覆了传统的催眠，以往操作者会将暗示语句强加在被动的个案身上。与此相反，艾瑞克森的做法是激发并运用个案的内在资源（cf. Hammond, 1984）。

艾瑞克森学派的催眠是用来引发治疗反应，目的是让来访者合作。来访者接受心理治疗，是因为他们难以完成自设目标，治疗师的工作则是帮助来访者去顺从自己最大限度的欲求，在达到目标的途中，催眠通常能有效地克服过程中所遇到的障碍，这使得来访者更能游刃有余地运用自助的潜能。

正式的催眠法不仅在催眠上有效，它同样是深具影响力的沟通模式，然而艾瑞克森却是自然催眠法的先驱者，例如，在不需要诱导仪式的情况下，他将催眠的技术有效地运用在心理治疗。事实上，他的治疗个案当中只有五分之一使用正式的催眠（Beahrs, 1971），即使他并没有在"执行催眠"，他仍然持续的使用催眠技巧。（约翰[John]、乔[Joe]和巴比[Barbie]的案例就是这样的例子，之后会再详述）自然催眠法是艾瑞克森策略取向针对短期 治疗的精髓，这是艾瑞克森表现他卓越天赋的第二个领域。

心理治疗师

随着杰·海利《不寻常的治疗》（*Uncommon Therapy*,1973）的出版，艾瑞克森成为众所周知的短期策略取向心理治疗之父。身为这个取向中一位极为成功的治疗师，他在短期策略心理治疗的文献当中发表了相当多的新案例和治疗方法；从他旧的讲学录音带里，还有更多的案例陆续被发掘。（例如：Rossi，Ryan，& Sharp，1983; Rossi & Ryan，1985）。

海利（1980）写道：治疗本身是一个问题，而非解决的方案；问题就是来访者尚在接受治疗，解决的方案是让他们尽快脱离治疗，过他们独立的生活。艾瑞克森应该会同意这样的看法。他的策略治疗是一种常识性的取向，通常针对个案的主诉做处理。尽管在表面上他的策略性技巧似乎不寻常，事实上他是运用不寻常的常识。

将一名恐惧症患者安置在沙发上，并要求他自由联想五十分钟，这是一种荒诞不经的做法。常识性做法是让恐惧症患者置身于害怕的情境，让他们去对抗恐惧，通过这样的方式，使他们学习去掌握主控权。借着这种及其他的方式，艾瑞克森是首先将治疗带出来访者心智范畴（和咨询室）的现代治疗师之一，把治疗变成来访者现实生活的一部分。实践这种治疗方式的能力，是他伟大创见和创造力的展现。

老师

艾瑞克森另一个颠覆传统的做法是他的教学。在1980年，我出版了《催眠大师艾瑞克森治疗实录》，是为专业人士所办、为期一周的研讨会之逐字稿，当中他示范了不寻常的教学法。他讲述引人入胜的故事，主要是关于成功的心理治疗案例，以及他的家庭，他也现场示范了催眠治疗。他并没有通过听学生的治疗录音带，或借着观察及指导他们的治疗方式来进行督导。（我当艾瑞克森的学生的时间长达六年，他转介许多来访者给我，但不曾看过或听过我做催眠诱导或任何一个疗程）相反，艾瑞克森采用多层次的影响沟通（multi-level influence communication)来激发学生的内在资源；这跟他的心理治疗方式有异曲同工之妙，也跟他的催眠方式相同。他模糊了"催眠"，"教学"和"心理治疗"三者的界限；当他在教学时，他实则在做催眠；当他在做催眠时，他实则在做心理治疗。

艾瑞克森是个首尾呼应的沟通者，他的目标是尽可能使大部分时间的沟通都能环环相扣，他希望沟通能获得最大的特殊效益。他总是预先揣想一个沟通目标。有一件轶事刚好可以揭示他的教育哲学，记得有一次他响应我对于他的评论，我觉得他20世纪50年代的教学录音带对我而言，像是一段很冗长的催眠诱导，他说他并没有听过自己的带子："我通常不教内容，我是为了触发动机而教。"

在艾瑞克森学派的概念里，催眠、教学和心理治疗三者之间并没有太大的区别，因为在这三个领域当中全是有赖于潜意识的学习，根本的道理在于人早已拥有要产生改变所需的资源；因此，心理治疗和催眠，甚至到大一点的范畴——教学，都是激发资源、发展资源、帮助人们用更有效的新方式去整合资源的过程。

个人

无论身为一位催眠师、心理治疗师或老师，艾瑞克森都有其独创性，他的生活方式更是深具独创性，这样的证据在他的生活中俯拾皆是，但他的独特性特别彰显在他克服了残障身体的困顿，追求一个不受限的生活。

艾瑞克森诸多的健康问题，都细数在他太太伊丽莎白 (Elizabeth Erickson) 于1984年12月10日写给一位学生的信中，当时那位学生得了小儿麻痹症，写信向她询问艾瑞克森如何克服诸多病痛的折磨。虽然艾瑞克森太太的说明并不代表所有的状况，但她的记忆却有力证明了艾瑞克森第四个展现过人天赋的领域——一个使其他三者相形失色的领域。

关于艾瑞克森：他的身体磨难

我的先夫米尔顿·艾瑞克森在他17岁时（1919 年）罹患了小儿麻痹症，那是一次极为严重的感染，他完全瘫痪，除了说话和动眼之外不能做其他的事情，而且他知道自己被视为无法活下来。

他在自家农场的房子，由母亲和一名有实务经验的居家护士照顾。等到瘫痪的情况稍有改善，这名护士自己用了一种治疗法，之后由澳洲护士肯妮修女（Sister Kenny）大力推广（不顾医疗界的极力反对）。她的方法是采用一连串的热敷、按摩和移动瘫痪的四肢，并鼓励病患参与整个疗程。

米尔顿靠自己发展出一套方法，他运用精神专注力去产生细微的移动，他在精神上反复体验这样的移动。等到他恢复更多的元气，他把握每个机会去锻炼更多的肌肉，来强化肌力，他学着用拐杖走路、保持身体平衡来骑脚踏车：最后，靠着一艘独木舟、简单的粮食和露营装备、一点点钱，他计划一整个夏天的独木舟之旅，由威斯康星大学校园附近的湖泊出发，顺着密西西比河的水道而下，接着往南通过圣路易斯上方，再由原水道回到上游。

原本预计结伴同行的朋友在最后一刻变卦。虽然有身体上的残障，米尔顿仍独自出发，也没有告诉父母这将是一个人的旅行。他在经历了许多冒险并适应多重的难题之后，学会了许多调适之道，也遇到了许多有趣的人，其中有些人给了他不少的协助。当他完成这次旅行时，他的健康状况较出发前大幅改善，肩膀的肌肉长得更结实有力，为他的大学和医学院求学生涯做好了准备。

多年之后他告诉我，他右半边的肌肉永久萎缩，导致左肩高于右肩，身体躯干的扭曲变形明显可见。他在镜子前用尽全身的力气，练习让双肩保持水平，使得原本已因小儿麻痹弯曲的脊椎越发严重变形，虽然一般小儿麻痹症患者都会有脊椎弯曲的情况，但并不会如此严重。为了能更接近正常的外观，他觉得这么做非常值得。在第二次世界大战期间，他接受了一次非常仔细的健康检查，来判断他是否能够胜任少量勤务的医官职位。当检验人员透过X光看到他的脊椎状况时，他们既惊讶又难以置信他们所见到的情况。

催眠大师艾瑞克森和他的催眠疗法

尽管他对于自己平衡肩膀的成果感到骄傲，但现在回过头来看，这件事对他的健康却有长期负面的影响。在他的晚年，他一位见闻广博的医生告诉我，他复发期间的完全瘫痪、持续恶化的肌肉萎缩和剧烈的疼痛，至少有一部分是由于当初扭曲脊椎去调节肩骨，因而加重关节错位的问题，产生了关节挤压的剧痛，也使得原本没有受损的脊椎神经部位进一步退化。

我在1935年认识艾瑞克森，我们1936年结婚，当时他是一个精力充沛、积极进取的年轻人，右半边明显不良于行，他虽然撑着一根拐杖走路，却能走相当远的距离。他有着宽大有力的肩膀。

在20世纪40年代末之前，我记得他的病情没有严重的复发，只有小发作产生的肌肉和关节疼痛。在第二次世界大战期间，由于爱洛思医院（Eloise Hospital)(之后改名为爱洛思的韦恩郡总医院[Wayne County General Hospital and Infirmary at Eloise])的员额不足，使得他的工作负荷急剧加重。他也同时指导爱洛思医院的住院医生，以及底特律市韦恩大学医学院（Wayne University College of Medicine)促进医疗课程的医学生。此外，他还花许多时间（在爱洛思医院一整天的诊疗之前或之后）在市区的征召站，替应召入伍的士兵做精神健康检查，由于当时我们没有汽油，他只能坐公交车往返。虽然工作繁重，他似乎乐在其中。

我现在想到一点，他的复发通常是由某种极度的身体压力所引起。在1947年的夏末或秋初，他由我们的公寓骑脚踏车到办公室（因为有段距离），他平常骑脚踏车运动。一只狗撞到车轮，把他甩了出去，他的脸上有刮伤和不太深的割伤，伤口都被尘土污染。

他从未接种过破伤风疫苗，因此决定冒着可能的风险（因为他从小就有多源性过敏），注射旧式的破伤风抗毒素血清，十天之后，他并发严重的血清症 (serum sickness)，包括肌肉疼痛、一次近乎昏迷的发作和其他的症状。偶尔他会好转到能回办公室工

7

作和教学，然后又再度发病。

最后，在1948年春天，他的病情严重到住进安雅柏（Ann Arbor）的密歇根大学医院（University of Michigan Hospital)，包括那里最优秀的神经科医生，没有人能提供任何建议，只提到密歇根湿冷的冬天与他春秋两季惯发的多源性过敏会加重他的病情，所以要我们考虑远离密歇根的过敏原，到一个干燥、温暖并有干净空气的地方渡过夏天。

迁居凤凰城

我们决定去亚利桑那州的凤凰城，因为在亚利桑那、内华达和新墨西哥三州中，凤凰城是我们唯一有认识的人在的地方。亚利桑那州立医院（全州将近80万人口中唯一的精神医疗机构，收容精神疾病患者、酒瘾患者、流离失所的老人、严重智能不足者，并有一个隔离的单位，收容犯罪的精神病患）的主管约翰·拉森（John Larson)医生是我们的老朋友，他之前是底特律的一位优秀的精神科医生和研究员生理学家，因为年轻儿子的健康因素才来到西部，并主持这间小型、经费不足且建筑老旧的机构，医疗员额不仅短缺且年事已高：但不可思议的是拉森将它变成西南部最先进、经营绩效卓著的医疗机构，米尔顿很高兴能在那里帮忙。在六月底，我开车带着四个年龄较小的孩子来亚利桑那，两个较大的男孩当时分别是17岁和19岁，他们留在密歇根。在我离开几天之后，米尔顿在朋友的安排下，搭飞机离开安雅柏的医院，前往亚利桑那，在我于数天后抵达之前，都是由拉森医生帮忙接机和照料他的食宿。米尔顿那时已逐渐复原。之后我们在旅馆住了一个星期，接着为那个夏天租了一间小屋。

在那个时候，我只记得有一次相当短暂的复发病程，他觉得身体状况很好，便决定到州立医院工作。我之后又飞回家安排搬家的相关事宜，当我回来后，我们搬到医院宿舍，我们17岁的儿子由密歇根搭车来跟我们同住。一直到1949年春天，米尔顿十分热切且精力充沛地投入工作，在州立医院推行不少变革。之后拉森医生由于跟亚利桑那州监察委员会下的次级政治团体意见相左，因而辞职离开亚利桑那州，米尔顿也辞职，决定私人开业。

我们在凤凰城买了一所房子，当准备要搬家时，他刚好经历短暂却极为严重的复发，在搬家期间他住院了几天，回家之后逐渐恢复体力，也同时逐步地展开他的私人执业生涯。我们原本打算在一栋医疗大楼租一间办公室，那个时候，我想他已经了解到自己需要多休息，并减少身体的劳顿，所以我们很务实地将房子里的一个房间当成他的书房和办公室，如果他愿意的话，有空当时他可以在床上小憩一会。因此，从那个时候到他1980年过世，他的办公室一直都在那个房间。

在1949年秋天，他住院两次，这次发病被视为血清症的复发，由他逐渐感到敏感的当地过敏原、灰尘和一些食物所引起的过敏症。他有一位非常优秀、已治疗他多年的过敏科医生，他建议我们注射过敏抗原、尽可能使居家环境无尘，以及辨识并避免食用过敏食物。

小儿麻痹症复发

下一次发作也是最严重的一次，发生在1953年。当地的医生相当同情我们，却没有给予任何建议。一位在约翰霍普金斯医院的医生朋友希望我能把米尔顿送到他那里住院治疗，因为我要照顾两个幼儿，以及家里其他的孩子，所以没有办法跟他一起去。我们安排了两位年轻的实习医生跟他一起搭火车前往，再由救护车直接送他到医院，两个年轻人就搭飞机回来。神经科医生、整形外科医生和其他的专科医生对米尔顿做了一系列的检查，在马里兰住院一段时间之后，米尔顿康复了，他似乎一切都很正常，但他们仍然无法做出诊断或预测复原状况，他们希望他能继续留院做进一步的检查，但他要求出院，他们也同意让他出院回家。虽然看起来他又一次痊愈了，却造成他许多额外的肌肉损伤。在他返回工作岗位几个月后，通过一位著名神经科医生的引荐，我们拜访了一位整形外科医生。诊察米尔顿后，这位医生认为以最近肌肉萎缩的状况看来，只有一种合理的诊断，也就是一次新的小儿麻痹发作，虽然相当罕见，但并非绝无可能，因为这种病毒有三种病毒株。

根据最近其他小儿麻痹患者类似疾病发作的发现来看（包括原来小儿麻痹症状的复发），这样的诊断在医疗上精明且狡猾，但很可能是被误诊的诊断。❶

在米尔顿的余年里，他经历一次又一次的疾病发作，与先前描述的状况类似，但在每一次发作后，他还是能够返回工作岗位、经常旅行、撰写期刊文章及作研究，他在学术机构里相当活跃，并从事期刊的编辑工作。然而事实上，每次的复发都使他失去一些身体的活动能力。

他结实的臂膀萎缩到需要用双手捧起餐具来进食。他越来越常用到他的轮椅——刚开始只有长途旅行用到，后来大部分时间都待在轮椅上，越来越少撑着他的拐杖走路，到最后完全只能待在轮椅上。在那个时候，他放弃了旅行（1969年），在1970年，当我们搬到另一所房子时，我们把内部装修成更适合他轮椅行动的生活空间。

在1970年到1980年之间，他逐渐丧失肌力，连舌头和两颊的肌肉都变得难以控制，所以他既不能戴假牙，说话口齿不清，视线也不能长时间聚焦在定点，他必须放弃大量的阅读活动（包括专业和休闲的文章）。尽管如此，他的状况大致还算稳定，我只

---

❶ 根据现在小儿麻痹患者的文献记载，这应该是"后小儿麻痹症候群"（post-polio syndrome）。艾端克森的症状和疾病发作都与这个症候群的病征一致。

记得有一次严重却短暂的复发（在1970年或1971年）。

他渐渐淡出精神科的私人诊疗，约在1974年时完全不再看诊。在那个时候，他开始在我们家和办公室授课，课程大受欢迎，他的时间一直排到1980年年底，并且预约到来年，他慢慢将授课时数缩减到只有每周五天的下午时段，之后一周只有四天接受预约。

面对困境的韧性

这让我想到另一件事：虽然艾瑞克森医生的身体非常不适，他却经常撑起孱弱的身躯去教授一堂很重要的课，或者去看一个他觉得正经历急性精神病发作而不能再等的病人：回来之后，他往往累瘫在床上。但是整体而言，他会"调节"体力的状态，在工作行程中留一些空档，让他能够上床休息；如果他想要阅读，那也一定要是很轻松的书（像是漫画书）。

在最后的几年，他的休闲活动就是看电视，他会留意当天的新闻，特别喜爱关于自然历史的节目，也会听时事评论的节目，像是"麦尼尔—赖贺报道"(McNeil—Lehret Report)，他会轻松地看着不花脑筋的节目，从"芝麻街"（Sesame Street)到"危险的公爵"（The Dukes of Hazard)他都看。

他持续通过与恩尼斯特·罗西和杰弗瑞·萨德的合作，在专业期刊上发表文章。他也会把说给孩子和孙子听的动物和家庭生活长篇故事用铅笔写下，作为一种放松。他告诉我不用花脑筋的电视和孩子的故事，对他转移身体的剧痛很有帮助。

他活到78岁，比他自己预期的久得多，直到过世前一周，他还是积极不懈地生活。❶

艾瑞克森太太写到自己丈夫身体上的重大限制；其他未提及的身体问

---

❶　其余的自传资料见《催眠中疗愈》（*Healing in Hyponsiss*）(Rossi, Ryan, and Sharp, 1983)

题，原本也可能会减少他的生活乐趣，但由于他面对困境的韧性，这些问题并没有造成限制。

例如，他是天生的色盲，然而他不仅没有受此限制，反倒善用它来表现丰富的个人风格。他经常穿紫色衣服，因为这是他最喜欢的颜色；他的办公室里有许多紫色的装饰品，学生也经常送他紫色的礼物。

他是一位音盲；随着不断萎缩的肌肉，他的视力产生复视的情况；而他的听力也受损。他靠着少许的肋间肌和半个横膈膜来呼吸；他有脊柱关节炎、痛风和轻微的肺气肿毛病。当我在1973年第一次遇到他时，他的手臂已经无法活动自如，他经常要用较灵活的左手扶着右手来写字；他的腿已严重不良于行，只能很短暂地支撑自己，再靠轮椅移到办公室的椅子上。约在1976年，他已经不能够那么做了，只能完全依赖轮椅。然而他没有怨怼命运或自暴自弃；艾瑞克森满意他所拥有的现况。

当他七十多岁的时候，早晨对他而言尤其痛苦，通常他要耗费很大的力气来穿衣服和刮胡子，因此他在看病人前都要小睡一会儿；早晨也是他一天中最疼痛的时段，他的脸显露出承受着极大的痛楚，然而他能很开放地谈论他的身体问题。在1974年他告诉我："今天凌晨四点，我觉得我应该会死掉。中午的时候，我很高兴我还活着，我从中午一直高兴到现在。"

艾瑞克森虽然承受着巨大的身体折磨，他却是我们遇到最懂得感谢生命的人，他这方面的人格特质，大大地增添了他身为一位治疗师和老师的说服力；艾瑞克森的其他方面也对他的成功有关键性的帮助。

关于艾瑞克森：他个人风格与专业生涯的关系

这是一本关于米尔顿·艾瑞克森对于心理治疗独特贡献的书，详述他恶劣的健康状况，意义远超过单纯的轶事侧写。艾瑞克森面对生理困境的正面姿态，对于来访者的复原有直接的影响，他们深知自己的问题不可能比他还严重；他们看见不管所面临的困境有多艰难，都有活出丰富生活的可能。

当来访者因精神分裂症、缺乏安全感或痛苦的折磨来寻求艾瑞克森的帮助，他们走进房间，看见一位不说虚伪或抽象话语的治疗师，一位与剧痛和诸多限制奋战、却很明显享受生命的治疗师。

艾瑞克森清楚意识到自己的状况，他常常说小儿麻痹症是他遇过关于人类行为的最佳导师（Zeig, 1980a, p.xx），他接着说："我不介意疼痛——我不喜欢其他的替代方式。"除了自我催眠之外，他还将重构（reframing)的技术用在自己身上。或许他与人互动的成功，有一部分是来自于他一直将他的技术用在自己身上。

再者，艾瑞克森的外在倾向有助于他控制自己的疼痛。他活跃于他身处的环境（Zeig,1980a, p.16)，从未迷失在个人的内在世界里。当你在他面前出现时，你会觉得他所有的注意力都在你一个人身上，这同时是荣幸和舒慰，但也常常让人觉得紧张不安。

艾瑞克森经常扮演一个"感兴趣的观察者"的角色，他也具有社会疏离的倾向。他很重视隐私，绝不是那种你可以跟他闲聊时事和运动的人。

但当他在工作的时候，你绝对不会感受到他的疏离感；你会 感受到他的热情和对你个人的关注，这并不意味着他让人觉得完全的安全，完全的安全是改变的绊脚石。尽管我能够自适在他温情的安全感当中，感受到他试着由我的个人特质来帮我发掘自己的才能，但我从未觉得和他相处能完全地自在。和艾瑞克森相处的人经常会觉得"头昏眼花"（Zeig, 1980a, xxvii)，部分是因为他清楚地意识到要给予你一个冲击（cf Haley, 1982, p.7），然而它却是一份"无害的不确定感"，即使你整个人失衡不安，还是会觉得这份不确定感能让你有所获益。

事实的确如此，我记得有一次，为了赶去完成1980年艾瑞克森学派催眠暨心理治疗国际会议（1980 International Congress on Ericksonian Approaches to Hypnosis and Psychotherapy)的讲员排程事宜，我将车子狂飙到每分钟78转。我问他将一位以身心整合取向得名的治疗师纳入讲员名单的事情，他说："不行，他的身体……太过紧绷。"他的话明显一语双关。我做了一次深呼吸后，将车速减慢到每分钟33 $\frac{1}{3}$ 转。然而，我并不觉得他在操弄我，和他相处时我从来没有被操弄的感觉，反而觉得获益良多。（cf. Haley, 1982, p.10,海利也提到不觉得有被艾瑞克森利用的感觉）

独特的治疗方式

他是一个极为自信的人，似乎不知道什么是社交恐惧 (Nemetschek，1982)，对于所拥有的权力，他显得相当自在 (Haley, 1982, p.10)。然而他也有诙谐的一面，他被认为是第一个将幽默带入正统心理治疗的人（Madanes，1985)。他也用幽默 来包装催眠诱导。传统上，催眠和幽默向来是水火不容，艾瑞克 森是第一个将幽默结合成正统心理治疗一部分的人。例如，他戏谑地对一个有手臂悬空问题的病人（Zeig, 1980a, p.223）说："你以前是不是曾被一个怪人将你的手臂抬起，让它留在半空中？"

当我想到艾瑞克森如何替他的来访者做治疗时，我就会回想起我的小女儿妮可痛恨在饭后洗脸这件事。我的太太沙伦会先给她一条毛巾，让她自己玩；在玩的过程中，她们没有争执或强迫地完成了洗脸这件事。艾瑞克森的治疗似乎有异曲同工之妙，这可以称作成人的游戏治疗（cf. Leveton，1982)。他像一位好父亲，会鼓励孩子自我探索。他把改变的功劳保留给来访者自己。

艾瑞克森将游戏结合戏剧性的治疗方式，他有着一箩筐意料之外的作业（tasks）和伎俩，用来达到他治疗的效果（cf. Lustig, 1985)。他会丢一块做成石头样的泡沫塑料给病人，然后大声说："不要将所有的东西都当成花岗岩！"（C. Lankton, 1985)。为了鼓励学生灵活运用，他会刺激他们想出如何用十棵树种出五排每排有四棵树（这题的答案是一个五角星形）。他会将学生和来访者送去爬凤凰城的女人峰（Squaw Peak），让他们看得更广、更高及享受胜利的喜悦。

他会举自己的例子，说明他如何把困境转化为游戏。当他是高中生时，他会用喜欢的几何学作为自己完成较不喜欢学科的奖赏。当他必须要到马铃薯田除草时，他会在田地上画一些对角线，然后一小块一小块地工作，直到整个田地都除好草，这样一来工作变得有趣多了。当面临生活中无可避免的无聊烦琐，他仍用赤子之心来看世界。对一位他希望对方能更轻松地看待事情的来访者，他曾引用华兹华斯（Wordsworth）的诗"牢房的阴影开始笼罩成长中的孩子"——这是对逝去纯真的哀悼和赤子之心的激赏。

潜意识的智慧

孩子般的惊喜和信任很自然地变成他治疗特征的延伸：他信任人，也信任人潜意识中的健康欲望；他相信来访者拥有可被激发的内在智慧。他说过一个帮助来访者准备专业考试的故事，他要来访者快速浏览教科书，并记下每一页的一个概念，目的是激发他的潜意识并促进他的记忆力（我之前也用这个方法，顺利通过了州政府的证照考试）。他也信任潜意识的智慧，例如，他说过一件他忘了手稿摆在哪里的事，他选择相信他遗忘的智慧，而不是去把它找出来。后来有一天当他重读一篇文章，正好发现一些资料 应该加进"遗失"的那篇文章当中，然后他就找到了，随后发表了那篇文章（Zeig, 1985a）。

艾瑞克森对潜意识和催眠这么感兴趣的原因之一，或许是因为它们直接承担了他剧痛缠身的人生。他经常利用催眠来控制疼痛，当艾瑞克森为了控制疼痛做自我催眠时，他并没有硬性地引导自己；而是赋予潜意识一个舒服的意念，然后跟随着他所接受到的暗示漫游。他告诉过我一个他精心设计的讯号系统，在他的晚年，一早起来他就会留意拇指在指间的位置，如果拇指在小指和无名指之间，那表示昨夜他耗费很多力气和疼痛奋战。如果拇指在无名指和中指之间，那表示夜里痛得没有那么厉害；如果在中指和食指之间，表示更没那么痛。用这样的方法，他能判断他还有多少精力处理白天的工作。他知道潜意识能良性且自主地运作。

艾瑞克森带到治疗里的另一个天赋是他伟大的创造力，创意让他保持敏锐。当我问他一个简单的是非题时，即使新的答案更为冗长，他还是乐于找出不带有"是"或"否"字眼的说法。玛格丽特·米德（Margaret Mead, 1977, p.94)提到他总是努力想出具原创性的解决之道，面对每一次疗程，都仿佛是全新的治疗情境。（虽然艾瑞克森会重复他的故事和催眠诱导，但他很小心地将他们改编成适合当事人现况的情节。他并不反对重复，在早期的一次治疗督导里，他鼓励我反复使用同样的催眠诱导，去了解来访者的各种不同反应。）

大概是他的创意和好奇让他不断更新自己。他年轻的时候似乎精力无穷，他长时间在家工作；当他旅行演讲时，他经常会探望同事、治疗来访者，并在会后替参加工作坊的学员做个人治疗。他有惊人的记忆力和强大的专注力。

在文献中，艾瑞克森的人性面很少被提及，但这是他治疗的重要部分，也是他成功的重要因素。他没有以贬抑的方式操弄，原因之一或许是他在时间上和工作上的慷慨与细腻。

如同他慷慨的一面，他也经常对于细节表现出令人惊讶的注意力。想到的一个例子曾在《催眠大师艾瑞克森治疗实录》（Zeig，1980a，p.312）一书中提过，艾瑞克森的第26个孙女萝莉刚出生时来过凤凰城，当时我和艾瑞克森合照了一张相片，他要求铁木制的猫头鹰也要入镜，那是他给小婴儿的第一份生日礼物（萝莉的小名叫"尖叫"，因为她的哭闹声很洪亮）。艾瑞克森后来告诉我那个猫头鹰让相片看起来更温馨，当萝莉是个少女时，他可能已经死了很久了，对萝莉而言这相片会有特殊的意义。

在每天的治疗当中，艾瑞克森都会有出乎意料的作为，你几乎可以指望他会做跟期待相反的事。海利（1982）详细地提到艾瑞克森的治疗如何迥异于传统治疗师，对他而言，打电话请病人来接受治疗是很寻常的事。在督导时，他鼓励学生在一次疗程的前半段就进行催眠，而非依一般惯例，到疗程的后半段才做催眠。他在初次会见学生或病人时就进行催眠诱导，在诱导过程中收集诊断数据的情况也很常见。

身为一个普通人和治疗师，艾瑞克森却对钱不太感兴趣。在他1980年过世的时候，他的诊疗费每小时只要40美金。如果他有一群学生上同一堂课，他会说："如果你们有十个人，每人一小时付四块钱；如果你们钱比较多就多付，钱不够就少付。"(Zeig, 1980a)他提醒学生在每次诊疗结束时收取费用，因为这个过程会鼓励治疗师为他们将立刻获得的报酬去付出。他来自科学学院派的训练：如果你有知识，你要去分享而不是去贩卖。他在不同的场合对来访者说：“我感兴趣的是你的生活，而不是你的银两。”

你可以期待他会说这种几乎毫不做作的话。他的治疗取向务实且平易近人。他的用词任何人都能理解，就像当代艺术家保罗·克里（Paul Klee)的作品，线条简单却层次丰富、意境深远。他对语言细微处的注意力极佳（cf. Rodger, 1982, p.320)，这种能力丰富了他的治疗。在本书后半的逐字稿中，我们会看到他惊人的表达能力；他说的话大多文法无误且语句完整。

尽管艾瑞克森阅读范围很广，他却不是你们所想那种学究式的聪明。他的记忆力特别惊人，对文学、农学和人类学格外精熟，在治疗病人时，他经常运用这些领域的知识。

艾瑞克森如何自我训练

艾瑞克森的生活遍布着创意的素材，在他的家庭、生活和工作上随处可见创意的轨迹，但这样的创意只是天赋的恣意挥洒吗？答案是对也是不对。艾瑞克森的资质聪敏，但他的能力是勤勉自我训练的产物。他的病人就是他的老师，他丰富的经验来自于多年的临床实务——当我遇到他的时候，他已经有50年的临床经验。我曾问一位同事戴维·奇可（David Cheek)，是否知道艾瑞克森由哪里不断获得精神病学的知识，奇可回忆道：“他以平常的声调说：‘从病人’”（Secter, 1982, p.451)艾瑞克森基本上都是自修，他并没有被先前的学派限制，反而另辟蹊径，获得新的洞见。艾瑞克森于20世纪20年代早期在威斯康星大学医学院的精神部接受训练，他的指导老师是一位不太相信精神医学的外科医生。医学院毕业之后，他在科罗拉多精神医院（Colorado Psychopathic Hospital)实习一年，由该院的主任，也是一位著名的精神科医生法兰克林·安包（Franklin Ebaugh, M.D.)指导。然而，艾瑞克森从未称任何人是他的老师（Haley & Weakland，1985, p.603)；虽然他博览精神分析的相关书籍，但没有接受精神分析的训练或督导，他连催眠都是自修。

医学院毕业之后，他用了许多方法来自我训练，自修中主要的部分是关于社会化的重要性。

多年以来，在替病人做精神健康检查之后，艾瑞克森都会写下假设性的病人社交史，也就是推测出病人社交史可能的样貌。紧接着，他会拿从社工体系得知的真正社交史和他自己推测的版本相互比较。他也会反向推测，先得知真正的社交史，据此建构出假设性的精神健康检查结果，再和真正的结果相较。他在许多病人身上用了这样的技巧，直到他对社会发展有了全面的了解。

虽然艾瑞克森主要是跟个人工作，他却善用家庭系统的观点思考，他认为这是治疗的重要一环，例如，在1974年时，我向他征询院内一位极为棘手个案的治疗建议，他要我去做的第一件事，便是收集家庭状况的资料。

我期待看见家族治疗的专家能够清楚地看到一个人的位置，正确描绘出整个家庭系统，甚至是跨代的心理和社会动力。在艾瑞克森透过正确预测做出有效介入的例子中，我们将看见他拥有这样的能力，也善用这样的能力。

艾瑞克森也非常努力地学习催眠，在他的事业早期，他会为了一个特定的个案写出一份十五页的催眠诱导，删减成十页到五页、最后到两页，然后他才会用在病人身上。他甚至会对着镜子练习暗示（Hammond, 1984, p.281）。如果孩子的朋友似乎是位有趣的催眠受试者，他会征求父母允许让他和那个小孩工作，在当天傍晚就进行催眠实验。

除了勤奋之外，他对工作向来一丝不苟。1939年，玛格丽特·米德写了一封两页的信，请教艾瑞克森关于催眠和原始部落出神状态的关系。他回了她两封分别是14页和17页的信，他的天赋和勤奋想必让她印象深刻。来年，米德到密歇根拜访艾瑞克森，开始了一段持续到她去世的友谊。

根据他姐姐柏莎（Bertha）(私人通信，1984)的说法，努力工作的模式一直是他的特性。在小时候他就有很强的求知欲，被称为"字典先生"，因为他将字典读过很多遍，词汇量非常丰富。

但或许他最令人惊讶的才华，是他对细微事物的觉察，正如先前所提，这并不是未经锤炼的天赋，而是他自我激励下的精熟成果。在他成年时，他的观察力已经是当时的传奇。即使一名妇女体型没有可见的改变，他能由她某种走路的方式，而认为"这个女人怀孕了"。他会写下他的预测，交给秘书锁在抽屉里，然后他会去验证他的观察。

他驱策自己不断学习和进步，并一直持续到他的晚年。当他视力衰弱到不能够再阅读时，他改看电视，他的一个学生记得有一次电视转播一场田径赛，艾瑞克森想要自我挑战来预测赢家，他仔细地看跑者暖身，有些跑者四处张望，明显因观众分了心，他预测这些人不会赢，那些真正专注且定睛的人才有可能是赢家。

艾瑞克森人格的核心特质是他对学习的热爱；他是我见过求知欲最高的人。有一次我问他，每周对一群出席他研讨课程的学生讲同样的故事，他是否会觉得厌烦。他觉得不可思议，他说："厌烦？一点也不会，我对我在课堂中能学到的有全然的兴趣。"

约翰和巴尼的案例

一名传记作家永远也不可能写出当事人在自我描绘时所呈现的面貌。在艾瑞克森将迈入人生末尾时，他接了这个案子，是他生命和能力巅峰的代表作，非常清楚地呈现出他这个人。

约翰和巴尼的例子结合了艾瑞克森的训练、最伟大的创新和洞察——对于情境的善用和有效沟通的能力，以及他治疗中的游戏面和人性面。

艾瑞克森在20世纪60年代早期开始和约翰工作。约翰受精神分裂症所苦，很明显，这会是个长期的个案。治疗目标是让约翰离开医院，使他能过自主的生活，而不是治愈他。当艾瑞克森接一个个案，他会真正尽其所能地帮助病人，不计代价，只要有某些真正改变的动机。因此艾瑞克森深入挖掘、介入约翰生活的每一个层面。约翰是家中独子，艾瑞克森的首要介入措施是让他和父母分开，这个措施成功了，因为在第一次疗程时，艾瑞克森就评断这个家庭过去不能、未来也不能全体顺利运作。在艾瑞克森的建议下，约翰的父母替约翰成立了一笔信托基金，使约翰能够财务独立，因此他们将不用和约翰接触。

每个月艾瑞克森都会得到一笔小额的金钱，作为约翰的治疗费用，而约翰则得到一笔小额的生活津贴。

起初约翰开车去看诊，但一段时间后因为他的精神分裂症，他无法开车，因此艾瑞克森和他太太帮约翰安排了一间公寓，可步行到达艾瑞克森的住处。

正如下一章将会细述的，目标导向是艾瑞克森学派的基石。艾瑞克森对这位病人有哪些目标呢？一般而言，精神分裂症病人有四个共同的模式：

1. 他们不会有满意的关系。

2. 他们不会负责任。

3. 他们不会率直地表达。

4. 他们不喜欢被界定为一种特定的角色，例如，他们是生活的牺牲者，但他们不会承认，或没有认知到这一点。

因此，为精神分裂症病人做心理治疗的目标，是使他们建立关系、负责任、率直地表达和担负生产性的角色。要使病人达到这些目标的困难在于他们很少对直接的建议做反应；他们一般都不直接做许多事，而是和其他事情产生三角关系，例如，他们不直接沟通，而是透过他们的"声音"来表达。

重新定位病患的角色

如果精神分裂症患者是间接、三角化沟通的专家，那治疗师也用类似的沟通模式，运用病人自己的参考架构，和他们搭起沟通的桥梁（cf., Zeig, 1980b)。艾瑞克森借着让约翰养一只狗，设法完成间接沟通。在约翰同意养狗之后，艾瑞克森派他最小的女儿克莉丝提（Kristi)和当时的一位医学生陪约翰去找一只狗。

问题是到哪里去替精神分裂症病人找一只狗呢？你不会到宠物店去挑一只纯种名犬，那似乎不太合适，适合精神分裂症病人挑狗的地方是动物收容所，专门收容得了慢性病、等着被安乐死的狗。约翰走进收容所里，听到一声狗吠，当场要了一只未成年的小型猎犬，他叫它"巴尼"，约翰从收容所和死亡边缘将巴尼救了回来。

刚开始，约翰把狗养在公寓里，但过了不久，对这只狗而言，公寓的空间明显太小了，他能把巴尼寄养在什么地方呢？艾瑞克森主动提议把狗养在他家，但这不意味着它变成艾瑞克森的狗，狗主人还是约翰，每天他必须到艾瑞克森家喂它和照顾它两次。

随着约翰与巴尼之间的互动，他的角色开始微妙地转变。他不再以病人的身份到艾瑞克森的家中，而是为了照顾狗而去，在这个过程中，他逐步地开始负起责任。

在重新定位约翰的角色上，艾瑞克森甚至做出更进一步的努力。艾瑞克森停止了约翰的定时看诊，而约翰也变成家中经常来访的友人。约翰除了早上会来之外，每晚八点到十点间，他也会来家里和艾瑞克森夫妇一起看电视。当约翰在那里经历着家庭生活时，艾瑞克森会运用他多层次沟通的手法，在不被察觉的情况下做治疗。艾瑞克森有一部分的治疗，是用"恐吓"巴尼的方式来凝聚约翰和巴尼之间的关系。

傍晚的时候，艾瑞克森会用钳子把狗饼干分成两半（因为他手部的活动不便，力气也不够，所以他一定要用钳子才能掰开饼干；即使如此，这对他而言仍相当困难，做完后他的双手会颤抖不已），不能由艾瑞克森太太来掰饼干，如果我在那里，也不能由我来掰，一定要是艾瑞克森。艾瑞克森会将半块饼干拿给约翰，让他来喂巴尼。如果巴尼来找艾瑞克森，他会用苍蝇拍把它赶走，或者按他特别装在轮椅上的喇叭，然后大声对巴尼叫："去——约翰的狗！"（艾瑞克森也用软性的方式，他有时候会看着巴尼说："你是谁的狗呢？"你会看到约翰流露出骄傲的神情）

让我们来看看这个情况的角色动力，如果艾瑞克森成为迫害者，而巴尼是牺牲者，那约翰势必只剩一种角色——拯救者（cf. Karpman, 1968)。而当约翰开始成为拯救者时，他也开始更加负责。这些治疗介入的结果造成约翰开始打破他之前习得的限制。

在艾瑞克森的治疗里，巴尼也是一个开心果。他称巴尼为"那只有蛇腹的混种猎犬"。根据艾瑞克森的记载，巴尼替艾瑞克森取了"老家伙"这个名字，而巴尼叫艾瑞克森太太为"屋里的女主人"。

巴尼的信

直到所有人物确立了角色个性之后，艾瑞克森开始用巴尼的口吻写信给约翰。艾瑞克森会用各种可能的方式来沟通，而他当然也能把信写得具有治疗目的，这是另一个对精神分裂病患使用治疗性三角沟通的例子。信件也是艾瑞克森经常使用的治疗工具。艾瑞克森曾让信看起来像是自己的狗罗杰写给罗伯·皮尔森 (Robert Pearson)的狗拍普，通知皮尔森医生关于自己主人所诊疗的一些案例 (Pearson, 1982, p.426)。罗杰当然相当多产，约翰·可里 (John Corley)医生的狗也收到过一些信 (Corley, 1982, p.237),而伯莎·罗杰 (Bertha Roger)医生的狗也收到过（私人通信，1984)。在罗杰死后，罗杰的在天之灵写信给这个家庭，而它的信在艾瑞克森的孩子和孙子间相互传阅，这些信是艾瑞克森用来教养下一代的方式；信里提到这个大家族里所发生的事，并传达一些培养道德感和热爱生命的观念。

因此巴尼开始写信，而约翰变得不只是个访友，现在他是艾瑞克森家庭所"收养"的成员。

这里是一封1972年的信——一封手写的信，对艾瑞克森而言是件极为辛苦的事：

1972年5月

亲爱的约翰：

今天早上我很早起床，天气相当好，但有一些事困扰我。星期六罗伯（艾瑞克森最小的儿子）告诉卡西（艾瑞克森的儿媳妇）一个故事，屋里的女主人也一起听。故事是关于某个老家伙登报征婚，他收到一封应征信之后，带了两匹马去机场接她。在去教堂的路上，老家伙的马走得颠簸，他只说了声："一。"半路上，马又走得颠簸，老家伙说："二。"当他们刚到教堂时，他的马再次走得颠簸，老家伙解鞍下马，说："三。"然后他当场开枪把那匹马杀了。未来的新娘说："你怎么这么残忍，只因为马走得颠簸，就把它杀了。"老家伙只说："一。"

我没有听完全部的故事，但我听到屋里的女主人小声说："千万不要把这个故事告诉你知道的那个人。"约翰，她那句话是什么意思呢？

巴尼

运用多层次散布技术

第二天是另一封信，当你读这封信的时候，留意艾瑞克森的多层次散布技术（multievel interspersal technique),借由这种方式，他同时沟通的事情不只一件，他用带有正面情绪的"疯狂"同义词，来重新表述疯狂的概念；再者，他采用幽默和戏剧化的方式，来淡化约翰相当熟悉的恐惧情绪；他甚至用同理的方式，建议约翰不要期待完全克服他的困难；他强调约翰和巴尼的联结，并将艾瑞克森太太带入这个连结当中，让她也扮演保护巴尼的角色。在这整个过程里，很明显地，他乐在其中。

1972年5月

亲爱的约翰：

你知道我对那个很棒的女孩萝西（艾瑞克森第二小的女儿）的感觉。她这个周末没有回家，甚至也没有寄一根骨头来慰问我。我的感觉糟透了，我试着自我安慰，我悄悄地溜进了克莉丝提的房间，准备好好地享受一番，我作了一个很棒的梦，梦中萝西轻抚着我的头，给了我一根甜美多汁的骨头，你绝对想不到的是，老家伙进到房间来，他看到了我，我陶醉在甜美的梦里，没有听到他的轮椅声。约翰，那很惨，真的很惨，他一进来就响起那可怕的喇叭声，用充满恐吓、威胁的声调说："一。"然后喇

23

叭声使得我全身的骨头变成一团震颤的果冻，我吓坏了，全身发抖，真是糟到了极点，我僵在那个房间里，只能不停地发抖，最后我溜出房间，屋里的女主人好心帮我开了后门，我才松了一口气。我花了将近一个小时，才把卡在我股间蛇腹的尾巴拿出来，因为可怕的喇叭声把我可爱的蛇腹变成果冻了。好几个小时之后，我才能再次左右摆尾。约翰，刚刚发生的事是我这辈子最惨痛的经验。约翰，现在你知道我对萝西那个女孩是如何痴狂了，有时候我也会疯狂地想着克莉丝提对我的好，而屋里的女主人让我无忧无虑，快乐地过日子：而你在你的公寓里替我洗的贝兰（Bay Rum）香水澡，让我了解到身为狗的尊荣，身为一只"你的狗"，一只你真正拥有的狗。喔，约翰，在老家伙这样对待我之后，所有你曾带进我生命中的美好事物，让我彻底失衡。我开始想到有谁能像屋里的女主人这么好，让自己跟老家伙这样的人朝夕相处，喔，那一定是我没有想透彻。不知怎么，我逛进老家伙睡觉的房间，但我待在屋里的女主人睡的那边，我只是很渴望得到一些安慰。老家伙再一次逮到我，在响起他的喇叭声之前，他用一种很可怕、很可怕的方式说："二。"我想第一次是可怕，但我现在知道什么是全身僵直的致命恐怖。我相当幸运，屋里的女主人冲进来救了我，我动弹不得，僵硬地杵在屋里，屋里的女主人救了我一命。我当时觉得我再也看不到我的好约翰或萝西，或再洗一次贝兰香水澡，再和我的约翰一起散步，我的表情是绝望和木然。

约翰，现在我知道像老家伙这样的怪人不太可能改变，但我愿意为了你，将你带给我的骨头和猪排都送给他，我愿意放弃我唱歌的权力或任何事，只要我能继续当约翰的狗，继续为萝西完全地痴狂。

巴尼

催眠大师艾瑞克森和他的催眠疗法

给巴尼的五行打油诗

之后，艾瑞克森开始写诗。我发现一系列艾瑞克森写来当成假日礼物的四十四首五行打油诗，标题是老家伙作于1973年的"给巴尼的五行打油诗"，诗的内容是关于约翰身为巴尼保护者的角色、约翰自我意识的建立，享受生活和拥有正确的价值观，以及艾瑞克森的家庭，这些诗让约翰更有归属感。这里是其中的一些五行打油诗：

> That wonderful secretary named Pinky
>
> And that brown-tick beagle—mix so slinky
>
> Both by Ghost Roger
>
> And the Old Codger
>
> Are being driven completely to drinkee
>
> 那个很棒的秘书名叫苹琪
>
> 而那只褐斑混种猎犬太瘦
>
> 鬼魂罗杰
>
> 和老家伙一起
>
> 逼迫它们俩去喝水
>
> John is a handsome fellow,
>
> And when it's time say "Hello"
>
> Barney waits
>
> At the Gates
>
> And then pretends to be cool and mellow.
>
> 约翰是个英俊的家伙
>
> 在该说："哈罗"的时候
>
> 巴尼等着
>
> 在门口
>
> 然后装作一副若无其事的样子

There is something I would sorta

Like to say to my dear daughta

Although she is sweet

And also very neat

She does to my pensions what she hadn't oughta.

(Now how did this limerick get here?)

有些事我有点

想对我亲爱的女儿说

虽然她很甜美

也很漂亮

她对我的退休金做了不该做的事

（现在这首打油诗怎么会写到这里？）

Now Barney is a fortunate dog

Who many miles up Squaw Peak did jog

But he does have one fault

Which no one can halt

It's this—all of John's affection he does hog.

巴尼现在是一只幸运的狗儿

它确实跑到女人峰数里之上

但它却有一点不好

没人能让它停下来

那便是——霸占约翰所有的爱

The Old Codger's table creaks

There follow those wheelchair squeaks

From his haven

Very Craven

Alert Barney, all tippytoes, retreats

催眠大师艾瑞克森和他的催眠疗法

老家伙的桌子咯咯作响

接着有轮椅的吱吱声

巴尼在它的小窝警醒着

非常胆怯

所有不安的脚趾，缩成一团

John the Wonderful has a hound

That he happily rescued from the pound

For him John does choose

Various things called chews

Barney thinks that it's wonderful to have John around.

约翰这个好人有一只猎犬

他很高兴从收容所救出的那只

为了它约翰确实挑了

很多东西作为咀嚼物

巴尼认为有约翰在身边真好

成功改变约翰的角色

艾瑞克森死后的几个星期，巴尼死了。巴尼本身就是个医疗奇迹；它之前就得了球虫病（Valley Fever)，因为它对约翰非常重要，艾瑞克森太太带它看过许多次兽医，花了几百块替它治疗，让它在病情没有复发的期间正常而快乐地过日子。事实上巴尼是个极不寻常的例子，兽医在动物球虫病的论坛中提过它这个案例。

在巴尼死后，艾瑞克森太太和约翰一起到同一所收容所，收养了两只混种猎犬的幼犬。约翰替他的新狗取名为巴那巴斯；艾瑞克森太太替她的新狗取名为安吉莉克，她叫它"小天使"，现在他们都有了新狗——有了可以去爱的新象征、新对象。

每晚八点到十点，约翰仍然会到艾瑞克森家和艾瑞克森太太一起看电视。艾瑞克森精心替约翰培育的角色获得了延伸；现在约翰是艾瑞克森太太的朋友，视自己是她的拯救者和保护者。他们每天散步，当她去旅行时，他会替她看家并照顾狗。

艾瑞克森达到改变约翰角色和建立满意关系的治疗目标。他采用可操作的小步骤进行治疗，又持续长久地扩展工作，直到治疗目标达成。艾瑞克森提供约翰不少负责任和担负新角色的参考经验，之后，他"整合"了这些经验。间接沟通的作法贯穿了整个过程。他没有为约翰设立伟大的目标，也不认为约翰可以有正常的社交生活和职业适应；然而，他能在艾瑞克森家人的保护下，过更丰富、更自主的生活。

这是一个艾瑞克森如何为激发未来可用的反应而预留伏笔的佳例。有一次我和著名的家族治疗师卡尔·华特克（Carl Whitaker)谈到艾瑞克森。他说："那个艾瑞克森一定有某种特别的左脑。"当时我回答："不是，他可能是一个非常有直觉的人。"在更了解艾瑞克森之后，我同意他的说法——他一定有某种特别的左脑。

艾瑞克森的风格

这个故事里最令人惊讶的部分，是艾瑞克森在这个案例里所做的并非少见。如果他打算要做催眠诱导，他会要他的孩子去病人的家里，去了解走上病人住家前面台阶是什么样的感觉；在做 催眠诱导时，艾瑞克森会引导病人想象走上台阶的画面，病人很快地就会理解到艾瑞克森指的是他的家。

我记得艾瑞克森之前有一个被丈夫殴打的来访者，艾瑞克森告诉她她的丈夫可能有杀人倾向，她应该离开家，搬到凤凰城，他甚至说他会借钱给她，让她展开新的生活。那个女人并没照着艾瑞克森的建议做，但她知道艾瑞克森是认真的。他愿意帮助来访者找到改变动力的范围似乎是无限的。

他有一位已经治疗了13年的病人，她有急性发作的歇斯底里精神病，每当她精神病发作时，就会来找艾瑞克森，然后她就能走出治疗室，过独立于治疗之外的生活。治疗的目的是让她远离医院，尽可能过自主的生活。

这位病人也经历过一段酒瘾期，在这期间，艾瑞克森会叫他的儿子罗伯去检查她家，确定她没有藏任何酒——罗伯很善于找东西。然后他派当时十几岁的女儿克莉丝提和萝西安娜去照顾这个病人，以确定她没有喝酒。艾瑞克森想尽可能地避免精神科的住院治疗。

这位病人被母亲掌控，在一次咨询中，艾瑞克森面质这位母亲，要她离开她女儿的生活，她勃然大怒，从艾瑞克森家走了六公里路到机场。艾瑞克森的拳头包裹在丝绒手套里，他当然可以直接出击，然而他选择和这位母亲维持良好的关系。他的面质被视为能力的象征，而不是一种污辱（这个个案的当事人并不是白人，艾瑞克森基于对她的种族文化有所了解，才做出这样的面质）。

在某个程度上，艾瑞克森的治疗特色是创新，也是不落俗套。从1949年到1970年到，当他住在塞浦路斯街的时候，他的办公室就在家里，来访者的等候室就是他的客厅。那间屋子有四个房间：一间男孩房、一间女孩房、一间他们夫妇的主卧室，还有一间留给艾瑞克森当办公室（杰海利说那间房间只有鸽笼般大）。来访者在客厅里边等边跟孩子玩，秘书在餐厅的桌子上打字，艾瑞克森的办公室就在餐厅的后面。

这就是艾瑞克森学派进行家族治疗的方式，艾瑞克森的家人也一起为来访者做治疗，这个家庭除了做治疗之外，没想到过其他的事；这是身为艾瑞克森家族成员的生活的一部分。

我希望这些故事和回忆片段能或多或少呈现艾瑞克森治疗的人性面。我知道有时候他的案例读起来像欧·亨利（O. Henry）的短篇故事，先堆砌出一个结局，然后再急转直下，揭露艾瑞克森的做法；我也知道艾瑞克森经常像一位提供快速有效治疗的技师。但这个魔术就像所有的魔术一样，只是一种幻觉。艾瑞克森为他的来访者们投注大量的精力，反复让他们知道他愿意尽其所能地帮助他们；知道有人关心自己，便是藏于复原背后一股主要的力量。

第二章

艾瑞克森学派的治疗取向

艾瑞克森学派的治疗取向脱离了传统心理治疗的框架，以个别化多层次沟通突破人格理论的限制，并善用来访者的价值观来激发其内在的资源，进而达成治疗目标。

艾瑞克森学派的治疗方式可能是西方世界成长最迅速的心理治疗领域。在1980年12月和1983年12月的艾瑞克森学派催眠暨心理治疗国际会议，有来自超过二十个国家将近两千名专业人员参加;这两个会议都是针对催眠治疗议题所办过最大型的会议。这显示了催眠治疗最终已进入主流地位。

脱离当代传统的艾瑞克森治疗取向

心理学一直是致力于回答"为什么"问题的科学。但"如何是"的问题几乎付之阙如。对于将心理治疗回归为结果导向，米尔顿·艾瑞克森的努力无人能及。

让我们简短回顾一下医学史。美国的盲目爱国主义者向来将心理学视为独立于欧洲的本土发明，从第二次世界大战以后，这样的态度受到了强化，当时的大多数欧洲心理学家纷纷转向美国，寻求心灵问题的解决之道。因为欧洲的教育体制对理论的重视远胜于实务，欧洲大陆随时都有来自美国的训练师，从事临床训练的工作。

然而，进一步观察，我们会发现美国的心理学和心理治疗是浸润在欧洲传统下的年轻学科。心理学由三个部分所构成——理论、实验和临床工作，但理论模型的建构和实验证据的研究向来主导着心理学领域。大部分的心理治疗者凭借着他们的临床经验，想找出问题的根本究竟是源自生物医学、个人内在心理，抑或人际关系，他们都在问："为什么"的问题。

尽管美国实用主义者所根植的"如何是"已对科学界和实务界带来原创性的贡献，但"如何是"的态度在心理治疗室依然缺席（cf. Haley, 1982）。治疗师和来访者谈论着过去，以及"为什么"现在这个问题会存在;大多数的心理治疗都是考古学，希冀透过对心灵"被埋藏的宝藏"的挖掘来解释"偏差"是如何发生的，他们通常秉持着解析现状必然会导致改变的假设，但这个想法不周延之处，就如同认为分析结构的组成方式就会造成功能上的改变。

尽管如此，很多心理治疗师长期以来只着重于现象面的理解、描述和理论化，促发改变通常摆在次要的地位。建立理论和进行实证研究被公认为是

"高层次"的学术活动。心理治疗专业人员往往只关心治疗方法对来访者的疗效，要是能发展出一套程式化的治疗步骤便感到满意，并把这步骤一视同仁地套用在不同来访者身上，没有考虑到每位来访者在思想、感觉和行为上的个别差异。

运用不同的沟通媒介

与此相反，文学、诗歌、绘画、戏剧和音乐这些艺术已经发展出许多具影响力的表现形式。最有效率的艺术家，是最能善用其独特媒介来强力催化情绪和渲染观点的人。治疗师应当能从这个例子中获益不少。

但或许这个例子对他们的工作而言不够贴切，尚不足以触发他们的思考。事实上，理论受到广泛重视，或许是由于在艾瑞克森之前从来没有这样的一种模式，能够在治疗上**运用**所有传递信息的沟通媒介——文字、声音、语调、身体姿势等，为不同个体量身订制一套产生改变的方针。

艾瑞克森不仅创立了第一套这样的模式，他也是一位超凡不群的人。他的沟通相当精确，治疗过程中的每个字、每个动作都值得加以分析；他很少虚耗精力，每一则沟通信息都是为了达到治疗效果的精心筹划。

当大部分的治疗师学着如何当一位倾听者，艾瑞克森训练自己成为一位沟通者。如果他改变话题或移动他的手，他都清楚意识到可能的后果，并准备去面对来访者的反应。

艾瑞克森对改变而不是理论感兴趣，他认为明确的人格理论是限制治疗师的一种阻碍，它只着眼于狭隘的问题和规则，而不能释放他们去觉察和运用个别与人际间的差异。他说过他不理解为什么心理学家要去建立广泛的人格理论，每一种人格都是不同的。当治疗师使用某种理论进行治疗时，他会去留意支持该理论的证据：我们只听到我们想听的。他举过一个列出一长串单字的例子：saddle（马鞍），stable（马棚），hay（干草），house（房子），bridle (缰绳)，他指出我们会倾向于将house读成horse,他 知道我们有功能固着（functional fixedness）的倾向，应该努力去克服会让我们产生和维持限制的因素。

为了帮助他的来访者达成这个目的，他变成了个别化多层次沟通（individualized multilevel communication）的大师。我们知道心理治疗是让惯用的不良适应模式产生关键性的改变（Zeig, 1982, p. 258),改变可能发生在症状、人格、社会系统或是这些因素的任何组合。策略性的改变会引起系统性的反馈，例如，如果症状有所修正，人格和社会系统将会有进一步的改变（cf. C. Lankton, 1985);反过来说，当治疗师改变人格和社会系统，症状也会随之改变。无论支点是在症状、人格或系统，引起改变的杠杆始终是个别化多层次沟通。

而艾瑞克森运用它的方式是绝无仅有的。

催眠大师艾瑞克森和他的催眠疗法

多层次沟通

艾瑞克森学派主要的治疗工具是心理层次的（间接的）沟通 (cf. Lankton, Lankton & Brown, 1981; Lankton & Lankton, 1983)。海利（1982, p.7)提到艾瑞克森最伟大的技巧之一，便是他能够间接地影响人。他就像一名钟表匠，将钟整个翻转过来，由背后进行细腻的修补工作，让钟能再次正常运转，他通常不会摇晃时钟来让它继续走（Zeig in Van Dyck, 1982, p.40 ）。

艾瑞克森在开创间接沟通技巧时，提到沟通存在于多元层次，包含言语内容、非言语行为和涉及两者的种种暗示。事实上，间接沟通就是暗示，而非外显的内容；间接就是反应的发生不需要对受试者有全然意识的历程（Zeig, 1985a）。艾瑞克森对于多层次沟通的运用相当纯熟，他能够在全然不知观众背景的情况之下，和一位示范的受试者进行私人、切身的交谈（Haley, 1982)。

一些专家主张只有少部分的沟通反应是来自言自语内容，大部分的反应来自下意识对于暗示的觉察。针对沟通的研究指出：沟通最重要的因素是一个人所知觉到的信息效果，而非圆滑的技巧或是信息本身的含义（Haley,

1982)。结果远胜于结构。

艾瑞克森了解这一切。他结合上述这些知识，运用来访者自身的价值体系，同时引导来访者获得内在资源的连结，促发来访者在真实情境中的改变，直到有足够的内在资源连结让来访者自发地产生改变，这一切都归功于他们自己的努力（Zeig，1980a，p.11）。从治疗一开始，他就坚信来访者是个完整的个体，有足够的资源达成治疗目标。艾瑞克森和那些受他影响的治疗师，他们的治疗工作就是帮助来访者运用先前不自觉的改变潜能。

以这样的方式，他展现完全不同于以往治疗师的作为，他在各个方面都颠覆传统。

传统上，治疗的基础是分析和理解。根据某学派的理论取向，治疗师会回溯到来访者的过去，找出来访者现状的"真正意义"，通常这涉及面质和分析来访者的软弱和缺点。因为我曾接受过下列治疗取向的训练而获益良多，我可以提供一些被简化了的、带点玩笑性质的例子。例如，如果一位来访者进入治疗室时说："今天天气真好。"心理分析师可能会说："你刚才对我说话的方式好像我们很熟，我想你是不是把我当成你过去认识的人。"然后这位治疗师将会在关系的移情部分工作（这是分析师的致命伤，不幸的是，生活本身经常会扭曲移情的样貌）。

如果是一位沟通分析取向的治疗师来响应刚刚的对话，他可能会说："啊，我记得这句话的关联性；它是你过去脚本的开端，会将你带进竞争的僵局和恶劣情绪的漩涡，那将加强你失败者的悲剧生命脚本，所以有话直说。"

一位完形治疗师可能会对这个情境有不同的回应："啊哈，这里就是你的未竟之事。把那天放在这张空椅子上，对'那天'说话，然后再把自己当成'那天'，对你自己说话。"

以上三例心理治疗的精要之处都是解析。来访者的表述经常是多层次的，无法意识到自己真正传递的信息；而治疗师明显的任务，就是去帮助来访者理解过去的脉络或是现在的肌理。

但是我们不去推断种子的本质，也能欣闻花朵的馨香（Zeig, 1985a, p.318)。艾瑞克森学派的治疗取向主张如果来访者具有一语多关的表述才智，则心理治疗师也要具有同样的才智，使用一语多关的话语来达到治疗效果（Zeig, 1980a, xxviii）。

使用治疗性的多层次沟通并不是一种新的概念，伯尼（Eric Berne）(1966, p.227)主张每次沟通都包括社会层面和心理层面；同样地，贝特森和卢斯奇（Bateson & Ruesch, 1951，pp.179-181)提到每次沟通都同时具有报告和命令的含义；瓦拉维可（Watzlawick, 1985)指出每次沟通既是指示，也是命令。众所周知，沟通提供的不仅是信息，沟通也同时告诉听者去"做某事"，但是艾瑞克森善用这样的知识，他的治疗取向运用了沟通的命令面，因为这个层面具有疗效。因此，治疗不再奠基于理解之上，效果才是治疗的一切。

对运用影响心理层次沟通方式的治疗师而言，治疗沟通可以是模糊、不直接、隐喻和缺乏逻辑的，它包含似乎毫不相干的作业。这样的沟通不需要具体、合乎逻辑和切中要点，因为艾瑞克森知道这些都将带来毫无必要的限制。

从一个方面来看，艾瑞克森的治疗取向是一种谦恭有礼的治疗（Haley & Weakland, 1985)。❶如果来访者用多层次的方式交谈，这时去打断他的谈话，指出他一直用隐晦不明的方式说话，并加以分析让他理解，这种做法不仅可能毫无效益，还会直接冒犯当事人。

例如，如果一个来访者因为身心症的问题求诊，治疗师怀疑他真正的问题可能是得了抑郁症，他面质来访者说："你其实并没有任何生理上的问题，你真正的问题是抑郁症，我会治疗你这个问题。"但一位艾瑞克森取向的治疗师会很客气地谈来访者的身体问题，也会采用多层次散布技术来进行沟通并给予作业，创造一个让病人发掘内在资源和了解个人潜能的改变情境。这个取向在一定程度上更为有效，部分是因为它尊重来访者的否认机制。我们都会自我欺骗，而否认就是自欺的伪饰，透过否认的防卫机制，我

---

❶ 在酒瘾患者的例子中（12/5/73），我们将会见到艾瑞克森使用粗鲁无礼的综合治疗方式。

们都能获得一时的舒慰。通常不必去戳破这个情况，但如果真的有必要，迂回的巧计会比尖锐的挑明来得好，它所带来的破坏性和抗拒都较少。

治疗技术的定位

艾瑞克森不只反对理论，也反对程式化的"食谱"治疗。他不谈特定的技术，而是偏好倡导"善用"（utilization）的治疗概念。

"善用"基本上是指技术来自于来访者，而不是来自治疗师本身。无论来访者使用什么样的技巧让自己成为一个功能不良的人，治疗师都能以其人之道，促使来访者过更有能力的生活。例如，如果一位来访者用"精神分裂式的语言"来和治疗师保持距离，治疗师也能采用同样的沟通方式来和他建立会心的关系。善用也是指最好不要把来访者放到预设的技术框架当中；相反，我们应该为每一位来访者量身订制一套心理治疗方式（Zeig, 1982, p.255）。

除了善用之外，艾瑞克森的治疗特色并非技术，而是关于治疗的一般概念，也就是生活态度。其中一个是弹性的取向，艾瑞克森会尽其所能地促发改变，包括解析、间接暗示或是催眠。(艾瑞克森最小的女儿克莉丝提·艾瑞克森医生将艾瑞克森学派的治疗取向称为"只要有效都可用的治疗"。) 在他晚年时，他甚至连看诊时间的长短都很弹性。每次疗程的时间长短由治疗目标决定，而不是由时钟决定。他可能只花十分钟看一个来访者，也可能花上四个钟头，然后再依此来收费。

另一个让他的治疗如此独特的态度，是他预先设想的能力。他会先在心里盘算出预计的治疗效果，然后想出一个达到这个效果的方法。

他是个未来导向的人。在他过世前的四个月，我突然问他："你有什么计划？"他毫不犹豫地回答："去看萝西安娜（他的女儿）的小婴儿。"他第26个孙女萝莉在几个礼拜之后出生。

当一个目标达成后，他会立刻设立新的目标。就如同他的父亲在九十多岁高龄时还会种下果树幼苗，在艾瑞克森死前的一个礼拜，他还跟太太确认是不是买了各类的蔬菜种子，并关切地表示今年春天花园的播种有点太迟了。

艾瑞克森经常提到："生命是活在当下，而导向未来。"很不幸的是，绝大多数治疗师所接受的训练并非是策略性目标导向。

虽然是目标导向，他并没有想要运用特定的介入方式。他的心智策略相当弹性:来访者现在的处境是什么？来访者能改变成何种样貌？来访者需要什么样的资源去完成这个转变？艾瑞克森会做些什么去帮助来访者激发他的内在资源，进而达成治疗目标？他的做法是增强来访者的正面经验，而不是去分析来访者的缺陷。

善用取向的治疗要点

当其他人对于善用资源的概念还处于口惠而实不至的阶段时，艾瑞克森已彻底地实践了这个概念。

接下来要提的这个过程，是心理治疗中最重要的部分。任何介入都一定要妥当地安排和预埋伏笔，然后必须接着执行适当的跟进动作。我的一个学生罗伯·史瓦兹心理博士（Robert Schwartz, Psy.D.)将这个方法称为SIFT-Seed（播种）、Intervene (介入)、Follow Through (跟进)。艾瑞克森能细腻地掌握这个过程，善用来访者的人格特质，小范围地执行介入的工作。他并不是只采用大动作的介入方式，相反，他通常将一个作业分割成许多小步骤，先让来访者同意去做第一个步骤。这些小步骤随即能"贯穿相连"为整体。到那个时候，他整个介入动作就完成了，而一开始来访者所同意的仅是一连串步骤里的一小步。

提供艾瑞克森详细的治疗模式似乎有违其学派的观点。然而，我将列出善用取向里的一些要点：

1. 辨识来访者的资源（未发掘的能力）。

2. 评估来访者的价值观，例如，来访者喜欢什么、不喜欢什么(这也能成为来访者资源的一部分）。

3. 善用来访者的价值观来开发他的资源。（更多关于辨识和善用来访者价值观的资料，参阅Yapko, 1985。）艾瑞克森所自豪的高"命中率"暗示，是得自于他觉察的能力及对于细节的留意，特别是他善用病人的价值体系。

4. 直接或间接地联结开发出的资源与问题。

5. 第四个步骤最好采取小步进行，建立信任、投契(rapport)的关系和改变的动机，自始至终都试图引导来访者产生自发改变。艾瑞克森相信从做中学是来访者最佳的学习方式。治疗的动作必须与来访者切身相关，也必须和他的 价值体系紧密结合。

6. 任何的行为，甚至是抗拒，都能为治疗师所接受，并善用它成为有效的治疗工具；任何的情境都能为治疗师所接受，并转化为疗效性的运用。

7. 戏剧能提高来访者对于指令的反应。

8. 在激发反应行为之前，要预先植入概念的种子（seeding ideas）。

9. 时间点的掌握是关键。治疗的过程涉及步调的调整、旧模式的崩解和新模式的习得。抗拒的发生通常是因为不够留意这些过程。

10. 治疗师（和来访者)必须怀抱着期待的心态。

这里有一些例子：

a.有一个真实性有待查证的例子，内容是关于一名学者要他的一位研究生去做一个实验。研究生要到教室中找两名大学生，给其中一名一枚一角的硬币，给另一名一元的硬币。但两名学生未被告知谁会拿到一角，谁会拿到一元。

在未知会研究生的情况之下，这名学者在实验进行前，私底下分别找来这两名学生。他告诉其中一位:研究生将会给他一角的硬币；告诉另一位：研究生将会给他一元的硬币。当然，期待一元硬币的学生通常会如愿以偿（Zeig，1982，p. 262）。期待和确信并不能保证结果的必然性。然而，却能帮助某个来访者持守着获得一枚完整一元硬币的期待。

b. 史可恩（Schoen, 1983）报告过一个案例，来访者先前接受过治疗，但仍无法克服一个习惯上的问题。在接受艾瑞克森治疗一年之后，这个来访者成功地克服了问题。当被问到是如何克服他的问题时，他指出："艾瑞克森相信我能征服这个难题。"

c. 艾瑞克森太太（私人通信，1984年9月）记得一次艾瑞克森在社交场合做心理治疗，他们当时在一个坐椅面对面排列的机舱里。坐在他们对面的一位男士认出艾瑞克森是有名的精神科医生。艾瑞克森太太写道：

　　他用很不寻常又充满敌意的方式，提到他自己并不期待这次旅行，因为每次搭机他的晕机症状都很严重，他要求艾瑞克森给他一些建议。接着，米尔顿很正经地告诉他用某种特定的方式压他的拇指，以缓解这些不适。每当他觉得恶心、疼痛或紧张，就用力按压拇指，直到开始觉得痛。只要按照这个方式做，他不适的感觉就会消失。

　　我记得当我坐在那里，听他解释这个方法时，心里想："这怎么会有效呢？米尔顿完全不认识这个人。这个方法怎么可能成功？"

　　但事情完全出乎我意料，在飞行当中有两、三次，我看见那个男人表情严肃地认真做着这个动作。当空服员送来中餐，他尽情地饱餐了一顿。

11. 后续跟进——基本上就是测试治疗介入的成效。第一个技巧是要来访者在诊疗室内，当着治疗师的面练习新行为；另一个技巧是对来访者后续追踪；第三是让来访者用想象的方式练习新的行为。跟进和植入种子既是微观又是宏观；治疗流程的每个步骤都能植入种子并验收成果，以确认成功引发了治疗反应。

正如我们之后将会看到的例子，治疗通常是在可行的状况下，让来访者去做他们想做的事。有时候过程会涉及克服个人发展上的困境，但治疗并不意味着要去解决所有过去、现在和未来的难题，也不是自觉和成长。"成长"并不是依附在治疗之上，而是独立于治疗之外。

艾瑞克森学派的治疗取向并不认为治疗能带来永远顺遂的人生，反而相信治疗能帮助来访者在短期内克服眼前的困境。如果有必要，他们之后会再回来寻求治疗。在这个历程里，他们会学习到宝贵的问题解决技巧。

然而，他的治疗不只是短期的；当来访者有长期治疗的必要时，他也会和来访者接触一段时间。这些延伸的治疗仍然是目标导向。

乔是艾瑞克森最著名的案例之一，这个例子是他目标导向做法的最佳注释。（关于这个案例更详细的报道和相关的伦理议题都记载于 Zeig, 1985b。Haley, 1973也对这个案例有详尽地引用和报道）留意艾瑞克森如何以相互贯穿却又错落散置的方式运用了上述11个善用取向的治疗步骤。

乔的案例

艾瑞克森（1966）提到他对这名个案使用非正式的催眠方式，也就是心理层次的沟通——多层次散布技巧；在这个案例中，是用在疼痛控制上。

乔是一名花农，他面临末期癌症的威胁；高剂量的止痛剂导致他有中毒的情况，但对疼痛缓解几乎没有帮助。一位亲戚要艾瑞克森到医院替乔看诊，用催眠来控制疼痛。在见乔不久前，艾瑞克森知道乔甚至不喜欢听到"催眠"这个字眼。还有，在艾瑞克森替乔做治疗时，乔一个当精神科住院医生的儿子也会在场，他本身并不相信催眠，乔也知道这点。

当艾瑞克森在医院见到乔的时候，他怀疑乔甚至不知道他去那里的目的。由于乔做了气管切开术，不能讲话，他用写字来和艾瑞克森沟通。艾瑞克森开始了持续一整天的治疗，他说道：

41

乔，我想要和你聊天。我知道你是一个花农，你培植花卉，我在威斯康星的一个农场里长大，我喜欢种花，到现在还是喜欢。现在，当我对你说话的时候，我希望你能坐在那张舒服的椅子上。我会对你说很多事情，但那都跟花卉无关，因为对于花卉你比我懂得多。**那并不是你想听的。**（粗体字在这里是表示多层次散布和催眠的暗示，音节、单字、句子或词组都可能用稍有不同的语调来传达暗示）

现在我说话的时候，我能够很**舒服地**说着话，我希望当我说着关于西红柿的种植时，你会**舒服地**听我说话。这真是个奇怪的话题，它让人**好奇，为什么要谈西红柿这种植物呢？**一个人把西红柿种子播在土里，他**将会**希望种子长成一棵西红柿，它的结果会**带来满足**。种子浸润在水里，一点也不困难。能够如此，是因为雨水带来**安详与舒适…**（Erickson,1966,p.203）

乔喃喃自语地说着关于西红柿的种种，响应了多层次散布的暗示，之后他出院，体重和体力都增加了，用很少的药物来控制疼痛。艾瑞克森之后又去看了乔一次，再次使用他间接的沟通技巧。

催眠大师艾瑞克森和他的催眠疗法

评论

艾瑞克森（私人通信，1976年3月4日）自己评论这个案例：

乔的妻子、女儿和姐夫都在听（当我做治疗的时候），最后他的太太打断我的话，要我开始催眠。她很惊讶地发现催眠已经做完了。我一直对乔说的，他们都认为是一些无意义的话……

当你检查腹部是不是得了盲肠炎时，你会先从腹部上离盲肠最远的点下手，再慢慢地接近重点部位。

……我尽可能由离乔的癌症最远的地方着手，不去触及癌症的病情。事实上，我说了很多乔解读为经验性学习的话语，他原本自认已经永远丧失这样的能力，直到他获得了充分的正向连结滋养，足以取代他所憎之事。（节录自Zeig, 1985b, pp.464-466对于整封信的报告）

艾瑞克森理解到乔获得了意识之外的学习，使得疼痛控制变得可能。他运用乔的价值体系，由谈论植物着手。他结合了戏剧，并提供能矫正乔注意力的框架，用这样的方式开始，将乔远远连结到不舒服的状态之外。精要之处就是建立于小步骤的间接沟通。概念被导入，而接着加以发展。习惯的不适应模式（疼痛）被瓦解，而新的模式（安适）被引出。艾瑞克森既没有挑战，也没有分析病人疼痛的需求，或是病人对于治疗的抗拒。事实上，艾瑞克森也没有把自己当成改变的媒介或正式催眠这个病人，但他确实让病人经验到"如何去"变得不同。

芭比的案例

另一个类似的案例记载于萨德（Zeig, 1985c)发表的期刊中，关于一名神经性厌食症的病人。这个疗程的完整逐字稿记载于《跟大师学催眠——米尔顿·艾瑞克森治疗实录》（Zeig, 1980a) 一书当中。

艾瑞克森没有立刻同意治疗芭比。当她的母亲第一次打电话来时，他说他必须考虑一下；几天之后她再次打电话给他，当她打来时，他同意接这个个案，并告诉这位母亲带她的女儿来凤凰城。

在前两次的会谈期间，艾瑞克森问芭比的大部分问题都由妈妈代答。第三天，妈妈抱怨芭比半夜轻声地啜泣，吵醒了她。艾瑞克森面质芭比自己同意她该为这个错误受到责罚。艾瑞克森私底下要妈妈处罚芭比，罚她吃两个炒蛋。在同一次疗程，当时芭比也在场，艾瑞克森面质妈妈，要她让芭比自己回答问题。

在接下来的几次疗程，艾瑞克森对芭比说许多关于生活情境的小故事，有一些故事和他自己的童年有关。然而，每则故事都跟食物有关。在来到亚利桑那两周后，妈妈提议和芭比到大峡谷去游览。艾瑞克森告诉芭比他应该照顾她的健康，要她答应每天刷牙，并使用两次漱口水。他告诉她可以用任何的含氟牙膏，但她要用鱼肝油当漱口水。

接下来的一次疗程，艾瑞克森面质妈妈的体重。他说她的体重低于正常标准，同时给芭比一个工作：如果妈妈没有吃光盘里的食物，她要立刻通知他。有一天芭比说她忘了告诉艾瑞克森妈妈没有吃光正餐。艾瑞克森罚她们两个到他家吃奶酪三明治。

芭比和妈妈同意艾瑞克森的要求，她们要达到目标体重才能离开凤凰城。艾瑞克森建议了几个目标体重值，芭比挑了其中一个。当她们达到目标体重时，父亲和其他的家庭成员都来到凤凰城。艾瑞克森责怪父亲的体重低于标准值五磅，因为这对芭比可能是负面的示范。这里是他如何和芭比及其他家庭成员会谈的情况。

我把那两个年纪较大的孩子叫进来，说："芭比什么时候开始生病的？"他们说大概一年前。"她生病时是什么样子？"他们说："当我们其中一个想要拿任何食物给她，水果、糖果或一份礼物，她总是说：'我不配得到它，你们自己留着。'然后我们就自己留着。"所以，我把这解读为暴力行为，剥夺了宪法（constitutional)赋予他们妹妹的权力。我对他们指出：无论芭比如何处置礼物，她有权力去接受礼物。即使她把礼物丢掉，她也有权力去接受。"你们这些自私的人，只因为她说她不配得到礼物，你们就把礼物留给你们自己。你们掠夺了你们妹妹接受礼物的权力。"他们都得到了适当的谴责。我让他们出去，要芭比进来。

我说："芭比，你什么时候开始生病的？"她说："去年三月。"我问："你生病时是什么样子？"她说："嗯，当任何人给我食物、水果、糖果或礼物，我总是说：'我不配得到它，你们自己留着。'"我说："芭比，我为你感到羞耻。你剥夺了你的兄弟姐妹和父母给你东西的权力。你怎么处置那些礼物没有什么差别，但他们确实有给你礼物的权力，而你剥夺了他们给你礼物的权力，我为你感到羞耻，你应该为自己感到羞耻。"

芭比同意她应该要让父母和兄弟姐妹给她礼物，并不是因为她必须要去用它们，而是无论她如何处置它们，他们都有给她礼物的权力（Zeig，1980a，pp.140-141）。

芭比回家后，寄自己进步的照片给艾瑞克森。在每一封信里，她都间接提到了食物。她的体重增加，且生活适应良好。

评论

因为我见过芭比，也和艾瑞克森讨论过，所以我能够自己评论这个案例。艾瑞克森之所以没有立刻答应见她们，很可能是想增加她们的期待和动机。当我问艾瑞克森为什么让芭比的妈妈替她回答了两天的问题后才面质她，他说他想等到和她建立起投契的关系，也希望在他进行介入之前，让她们的互动模式更为凸显。艾瑞克森在芭比面前策略性地面质母亲，是想要细致地改变芭比对母亲的态度。

芭比有一部分的价值观认为自己不配得到那些食物，好像她只配得到处罚，因此，艾瑞克森没有嘱咐芭比要为了摄取营养而进食。相反，他将食物当成一种处罚。芭比接受这种介入方式，因为这和她自己的价值系统吻合。然而，当她将食物当成一种处罚时，她的身体却接受它作为营养。

艾瑞克森用了多层次的散布技巧（Erickson, 1966)来引发内在的连结。在他所说的故事里，他所散布的食物概念与不同的社会情境结合。他要芭比建立足够的正向连结，使得她能够开始替换不良的适应模式。食物将不再令人厌恶，也不再是种处罚。改变的发生是由于芭比能够掌控情境，她不是直接被告知何时和如何改变她的厌食症。在某些介入里，她被允许有更多替自己做决定的空间。然而，这只是"选择的错觉"。芭比的选择仍在艾瑞克森所设限的范围内，只包括对治疗有益的选项。同时，因为她认同当一个"好女孩"的价值，所以她有义务遵守承诺及服从"处罚"。

艾瑞克森所开立的漱口水介入处方是逐步改变的伏笔。他再一次让芭比同意去做符合她价值体系的事情。只要她不吞进去，让她用鱼肝油当漱口水是

45

毫无问题的。然而，她没有意识到艾瑞克森处方里的策略性暗示。他正在松动她僵化的态度，开始控制她把什么放进嘴里。

由家庭治疗着手

艾瑞克森致力于改变芭比的社会角色，她是一名牺牲者，但她不承认自己是牺牲者的角色。艾瑞克森将她摆在迫害者和拯救者的位置（Karpman，1968)，让她留意母亲的"饮食问题"。

艾瑞克森对整个家庭进行治疗。然而，艾瑞克森并不同时见所有的家庭成员；他和他们分别见面。芭比很可能是遵照着父母在意他们自己体重的脚本，演出了一场夸张的模仿剧。因此，艾瑞克森责难父亲的饮食态度。

神经性厌食症的问题往往潜藏着许多被动性的议题，芭比的兄弟姐妹由于被动而受到艾瑞克森的指责。他们不能再剥夺宪法赋予他们妹妹的人权。（选用宪法一词是因为它具有双重指涉，艾瑞克森不仅是指芭比的法律权，也是指她对于个人体型的主张权）

艾瑞克森很高兴收到芭比寄给他的礼物和信件。他们持续通信，直到艾瑞克森于1980年过世。芭比的每封信都间接提到食物：她也寄给他一只苹果洋娃娃和一些用纸黏土做的花。我相信艾瑞克森把芭比的信和礼物当成治疗持续有效的"证据"。她不自觉的沟通信息和许多艾瑞克森独到的食物暗示，在同一层面上可相互呼应。

这是一个成功的案例。多年以来，艾瑞克森太太一直和芭比保持联络，她在个人和社会方面都适应良好。

在乔和芭比的例子中，艾瑞克森运用了善用取向。此外，他决定了治疗目标，而非向病人清楚描述治疗契约。特别是在芭比的例子里，艾瑞克森进到他未获邀的领域工作，像是社交的范畴。他治疗取向的特色是：你可能不会得到你要求的一半，但你会得到议定的两倍。

艾瑞克森处理芭比拒绝接受"礼物"的方式，维护了她的自主权。她不需要吃光礼物，只需要接受它们，因为这种方式符合她的价值系统，她无法否认接受礼物是对的。然而，接受是让她有可能进食的正面步骤，正如先前所言，心理治疗是建立在微小的策略性改变上。我们留意到艾瑞克森面质芭比和其兄弟姐妹的并不是食物，而是"礼物"；食物本身并没有被强调，而是用不同的视角来呈现，也就是"礼物"。

第三章

天生的催眠大师

　　通过实际的案例，多方呈现催眠大师艾瑞克森如何巧妙地采取不直击要害的介入模式，并善用轶事、情境及对隐微线索的觉察力来协助个案。

前言

通过艾瑞克森的个人治疗和专业督导的情境，我成为一位更为正向积极的个人和有效率的治疗师。在本章当中，我将呈现一些与艾瑞克森的互动经验——那些描述他身为一个人和一位治疗师的经验；我也会提到艾瑞克森以前的来访者和学生向我描述的一些经验。艾瑞克森经常被视为一位绝顶聪明的技匠。写出这些短文的目的之一，是要呈现出我所看到的他——首先是一位卓越不凡的人，进而是一位治疗大师。

杰·海利（Jay Haley, 1982, p.5)提到，他几乎没有一天不用到从艾瑞克森那里学来的某些方法；对我来讲，那是以小时来衡量的！艾瑞克森治疗模式中许多杰出的方面，都足以说明我热衷于此的缘由，这些方面在接下来的案例中会很清楚。艾瑞克森取向的教导、督导和治疗都是基于一般常识。他通常会以简单、常识性的治疗介入，搭配戏剧化的呈现方式，使得他的建议产生瞩目的效果。他会因人而异地调整信息传达的内容和方式，使听者能够容易理解，并对其间所蕴含的指令有所回应。最后，艾瑞克森会间接地激发反应，例如，他通常以比喻或轶事的方式来表达一般常识性的建议。艾瑞克森用这种方式保持一贯"不直击要害"（one-step removed)的介入模式，正如我们将看到的，这是有效治疗沟通的重要元素。

艾瑞克森将他所欲传达信息个别化的能力，归功于他对隐微线索的观察；他留意到一般人容易忽略的小事，例如，人们通常惯于忽略感官体验的信息，特别是稳定状态的信息。人类的感官系统是一个强力的"差异侦测器"，会注意到与特定情境**不相符**的行为模式。与此相反，艾瑞克森训练自己去留意与特定情境相符的行为，拣选出标示了来访者内在资源的隐微线索。他知道建构出来访者正面经验的全貌，比分析他们的负面经验更容易促发改变。

我不认为艾瑞克森给予来访者的建议有何深奥之处，但正如之后会看到的案例，他的**治疗取向**的深奥之处，在于他始终运用显而易见的事物。不幸的是，许多治疗师执著于动力结构：却忽略显而易见的方面。然而，艾瑞克森留意显著之处，然后回馈给来访者，让他们能以习惯的反应方式产生疗效。

催眠大师艾瑞克森和他的催眠疗法

情境和指令的运用

艾瑞克森治疗取向的一项特色，就是他善用情境的能力。通过对于情境和（或）来访者对情境反应的操弄，产生治疗性的改变。艾瑞克森会找出在当前现实情境中可用来产生疗效的事物，他通常铺陈出有利改变的情境，让来访者主动意识到他们先前未认知到，足以产生改变的能力（Zeig, 1980a; Dammann, 1982）。

他的治疗并不局限于人际互动和心理的考古学。**艾瑞克森了解改变发生在有效沟通的情境和善用情境的有效沟通。**

艾瑞克森治疗取向的另一个方面，就是他对所处环境敏感地产生同调的能力。他似乎总是能对他人产生影响力。他之所以能如此觉察周遭的一切，是由于他特别意识到沟通的命令面。

正如在第二章提到的，瓦拉维可指出沟通既是指示，也是命令，每次沟通的指称和内涵都呈现了双重样貌。沟通表现了所陈述事实的指示面，而沟通的命令面通常包含了一则内隐的信息："做某事！"沟通的命令面促发了改变。

要说明什么是"指示性"和"命令性"，我想到一则艾瑞克森早期学习催眠诱导的指导语。这个故事表面上在说孩子如何学写字："当你刚开始学英文字母的时候，那是件相当困难的事。你'以前'有没有在't'，上面多点了一点，在'i'上面多画了一撇？你'现在'，还会去算字母n和m分别有几个凸起吗？"

这则信息比所陈述的指示面含有更多的信息。在这两个句子当中含有许多的指令，整体的指令是："进入催眠状态。"另一个指令是："这一个作业（催眠）有它的难度，但你最后仍然能够自发地完成。"在"t"上面多点了一点和在"i"上面多画了一撇的例子，目的是要让来访者"产生困惑"。除此之外，来访者被引导去回想过去的经验。最后一个句子由过去时态变成现在时态，也是告诉来访者要"专注在记忆里"。

51

一位治疗师的话或信息很少直接促发改变。改变通常发生在来访者响应治疗师的指令时，响应他们听到治疗师间接要他们做的事。艾瑞克森比我所见过的任何沟通者更了解这个部分，也更敏锐地留意沟通的命令层面。

情境也是沟通的一部分，能够作为命令层面的运用。有一个艾瑞克森善用情境的例子，发生在我第一次拜访他的时候，当时艾瑞克森在整个心理治疗界并不是那么有名气，那本将艾瑞克森推向镁光灯焦点的书——《不寻常的治疗》（Haley, 1973）才刚出版。

保罗的例子

在几次的拜访之后，我决定录下艾瑞克森的治疗过程，因此我带朋友保罗一同前往凤凰城。保罗精通摄影器材的使用，因为艾瑞克森的治疗过程很少被记录下来，我们打算全程录下他的治疗过程。

我们安装好器材，保罗当受试者，录下了艾瑞克森的催眠诱导过程。艾瑞克森对着一个完全没有催眠经验的人进行催眠；他工作的重点是提高保罗接受催眠的敏感度，并提升他产生各种催眠反应的能力。

不幸的是，我们却没有机会再欣赏到这个过程——带子有问题，保罗忘了将麦克风接到录像机上面，所以我们的录像带是一出哑剧。你们可以感受到我的措词里有责怪保罗的意思，对他的不满溢于言表。我非常看重我和艾瑞克森学习的时间，现在我参与了那段时间，但录像带却不能用。

当天晚上，我们三个谈到这个问题时，艾瑞克森不让我继续责怪保罗，他说我对这个失误也要负同等的责任。我接受他的看法，然而私底下我觉得他错了。我告诉我自己，即使是米尔顿·艾瑞克森也会犯一个新手会犯的错误！他似乎不了解一盘宝贵的实况录像带就这样无法挽回地丧失了；这盘带子已经毫无用处了。然而，我完全不知道艾瑞克森对这盘哑剧带子另有打算。

第二天，保罗和我在艾瑞克森的办公室，艾瑞克森告诉我："放那盘哑剧带子来看。"然后他特别看了保罗一眼，那个时候保罗正好坐在来访者位置的椅子上，保罗看了一阵子就自动进入了催眠状态！艾瑞克森用那盘没有声音的录像带当成催眠诱导的工具！

催眠诱导的技术通常是让来访者回想起先前的催眠经验，然后让他进入催眠状态。当保罗看到自己昨天的催眠影像，他立刻进入一次新的催眠。对他而言，录像带有没有声音是无关紧要的。保罗对录像带的情境相当敏感，他直觉知道艾瑞克森的意图，自发地响应他的指令。

我连忙架好器材，记录下这一天的催眠诱导。即使仍然在催眠状态，保罗右手僵直地抵住他的侧边（他惯用右手），离开座位走到录像器材旁，用他的左手检查声音插座。他完全没有意识到周遭环境以及他右手僵直的状况。当保罗回到座位时，他看着艾瑞克森，缓慢而机械地说："我希望你能在我现在这个状态，教我更多的东西。"

艾瑞克森认为保罗的僵直表现是侧化行为（lateralized behavior)很好的例子。他之后强调，要不是有那盘没有声音的录像带，我们绝不会有这么好的学习经验。

这绝对是艾瑞克森如何善用情境的佳例。他仅仅操弄现实情境，就让保罗进入催眠状态，以"不直击要害"的方式沟通，借以形成一个让保罗响应的指令。而且他很典型地强调了事件的正面性；原本"明显无用的"录像带顿时变得很有价值！

顺带一提，第二次的催眠诱导，是我遇到过的少数几次被艾瑞克森忘记的事情之一。当录像带开始播放之后，保罗对于艾瑞克森细微线索的反应相当敏感。在诱导期间，艾瑞克森看着我说了这么一句话："我看不出来到底发生了什么事（I can't see exactly what is happening)，但他的眨眼反射已经改变。"当艾瑞克森说话的时候，保罗的眼睛是闭着的。

稍后艾瑞克森问我何时和为什么保罗闭上他的眼睛。我不知道。艾瑞克森解释说，保罗是当他提到改变眨眼反射的时候闭上了眼睛。但在看录像带的时候，我和保罗发现艾瑞克森错了。事实上，当艾瑞克森说："I can't see...", 保罗对于细微的线索非常敏锐, 所以他很快地闭上眼睛来响应字面上的意义。精确地照字面意义来响应指令, 通常是一个好的催眠受试者的象征。保罗把 "I can't see" 听成 "Eye can't see" 的指令, 并且精确地反应。

善用情境的实例

这里是艾瑞克森善用情境的其他例子:

例一

艾瑞克森并没有向我收取学费, 我想要送他礼物来表达我的感谢。我当时并没有足够的钱来支付他的训练费用, 如果来访者或学生没有能力偿付, 他的风格是不收取任何费用。

艾瑞克森喜欢木雕; 他收藏许多居住在墨西哥西北部沙漠的沙瑞印第安族(Seri Indians)创作的铁木雕刻作品。因此我送艾瑞克森一件木雕作品, 基座是未经修饰的漂流木, 雕刻品的上部是一个成形的鸭头。当我把这件礼物拿给他的时候, 他看看漂流木, 再看看我。然后他说:"崭露头角。"

例二

多年之后, 在他去世前的圣诞节, 艾瑞克森送我一件铁木猫头鹰做礼物。我向他道谢:"艾瑞克森医生, 非常聪明的礼物。"他的象征意义仍在。

例三

在1974年, 有一次疗程结束之后, 艾瑞克森坐在轮椅上费力地征服由阳台到屋内的坡道。我赶过去帮他, 真的想要给他一点协助, 但他拒绝了我的帮助, 强调说:"一个人必须用他自己的力量, 因为他知道自己所面对的处境。"然后他继续把自己推进屋内。他抓住这个情境给了我一次机会教育。

例四

我知道艾瑞克森有两次"意外地"将来访者的档案夹打开，留在桌上，来访者能窥见内容。他的笔记通常十分潦草，两次来访者都读到："**做得好！**"

例五

我觉得他甚至利用电话来做指导。在办公室进行训练课程时，他通常会亲自接电话，然后他会在刚刚停下的地方，精确无误地连贯他的思绪。用这种方式回到先前的分割点，是一种称为结构性失忆（structured amnesia）的技术，目的是产生使当时介入事件的立即记忆丧失的效果。对我来说，在课堂中接电话的目的，对当时在办公室的人揭示了一个要点，或许是让来访者或学生展现他们自己失忆的能力。（作者按：艾瑞克森只有在他最后十年待的黑沃街办公室才用这个技巧。1949年到1969年期间，他在赛普路斯街用来当办公室的房间里没有电话。）

例六

艾瑞克森也将赠书题词个人化，借此进行心理治疗。每段题词都针对受赠者的情况而写，而大多数都有治疗意义。他为我写过一些令人难忘的题词：一、"在每段人生里，都会面临惶惑不安……也会有清明来临的时刻。"艾瑞克森改编自他母亲经常引用的隆菲勒（Longfellow）著名句子。我和艾瑞克森刚认识的时候，正好面临了许多人生困惑，他的安慰让我知道总有随之而来拨云见日的时刻；二、"难以预料的事总存在于生活的每个角落。"对一个惯于过度依赖理性计划的人，这是一个很好的忠告；三、"睁开眼睛，你会看见世界的精彩。"对于一个主要受听觉主宰的人，这是一个不错的建议；四、"又是一本让你毛发卷曲的好书。"艾瑞克森知道我喜欢卷发，将他的治疗和来访者/学生所看重的事彼此"挂钩"是他的特色；五、艾瑞克森替瓦拉维可、维克连和费士奇（Fisch）合写的《改变》（*Change*）一书题词，他写道："给杰弗瑞·萨德，十年之后回顾，留意你的改变。1974年5月。"这对于一个急于成功的人是一记当头棒喝，我体会到他想提醒我去欣赏发展的过程。

很明显，艾瑞克森没有将心理治疗局限于办公室内的口语沟通。他持续的工作，努力让他的影响最大化。艾瑞克森非常了解他沟通的效果。他积极找寻新的契机，善用环境去创造有影响力的沟通。除了善用情境之外，他也采用其他间接的沟通方式。

善用间接沟通

艾瑞克森取向的共通点是他间接沟通的使用。虽然他也能相当直接，但一般而言，他都是采用间接沟通。矛盾的是，间接沟通常是促进改变最直接的方法。

艾瑞克森的间接沟通方式之一，是编一个能产生多层次效果的故事。在教学中，他的轶事不仅是有趣的成功心理治疗例子，也通常跟其他的心理层次有关。

催眠大师艾瑞克森和他的催眠疗法

例如当我、保罗和另一名学生在凤凰城求教于艾瑞克森时，我们三人潜意识里都想赢得艾瑞克森更多的注意，当然他注意到这个情况。他突然话锋一转，告诉我们一个故事，内容关于一位东方的竞争伙伴来看他，希望艾瑞克森帮他催眠（对个案完整的描述见Rosen, 1982a, p. 81）。艾瑞克森用了手臂悬空的技巧，说："好，现在看看谁手举得最快。"

我们其中一位问艾瑞克森，这个故事是不是暗指我们三个人的竞争。艾瑞克森承认他感受到我们之间的竞争，他说："我真的不希望有任何导向我的竞争。"他由此暗示竞争可以被重新导向。

同时，他间接地评论和同理。他并不以人本学派的方式同理，他不会说："似乎你们有竞争的需求。"相反，他的故事点出了潜在的竞争，和竞争重新导向的看法。

当他说这个故事时，我们还没有意识到彼此的竞争，但我们理解他的观察。当我们直接和他谈关于我们竞争的想法时，他很愿意开放地来谈这件事。他的风格并不意味着议题一定要摆在潜意识层次。

礼貌是他不直接提竞争概念的一个原因。他以所接收到相同层次的经验来响应。如果我们开诚布公地谈论竞争议题，我想他也会直接来回应。但他相信潜意识的诚实，以及不应该去直击潜意识想法。他似乎遵照着既定原则来行事，如果事情是以潜意识的方式呈现，便用相同的方式响应；如果事情是以意识的方式呈现，便直接谈论来加以响应。

写作中的间接沟通

艾瑞克森的间接沟通也呈现在他的写作当中。我刚和他认识的情况就是这样的一个例子。

如同许多其他的人一样，我是通过海利的书而认识到艾瑞克森学派的概念。我在读过《催眠与治疗的进阶技术》（*Advanced Techniques of Hypnosis and Therapy, Haley*,1967）这本书后，对于艾瑞克森的观点留下了深刻的印象。紧接着，我突然心血来潮写了封信给我的表亲艾伦，她在亚利桑那州土桑市（Tucson)学护理，我在信中写道：**"如果你有机会到凤凰城的话，去拜访米尔顿·艾瑞克森。这个人是个天才。"**

艾伦回信说：**"记得我的室友萝西安娜·艾瑞克森吗？"** 她们以前一起住在旧金山，几年前我去拜访过她们。当时艾伦曾悄悄告诉我萝西安娜的父亲是一位有名的精神科医生。然而，当时我没有问她的姓，对我也没有多大意义。

因此我写信给艾瑞克森和萝西安娜，问他我是不是能去凤凰城求教于他，看他如何和来访者工作。

这里是他1973年11月9日回信的摘录：

亲爱的萨德先生：

对于你的来信，我感到相当的荣幸。尽管我很期待见到你，但我一天当中只看一到两名来访者，并不值得你跑一趟，我也不能用他们来教学。而且，我的健康状况相当不好，因此我也不能够答应你连续两天、每天一小时的教学。

我建议你在研讨我的案例时，留意其中的人际关系、个人内

57

在关系，以及一个行为改变所带来的滚雪球效应……

有一点我想要向你强调，你所注意到的专业术语、措词、引导或暗示，一点也不重要。真正重要的特质是改变的动机，以及理解未曾有人知道的他真实的潜力。

诚挚地，

米尔顿·艾瑞克森

艾瑞克森的评论打击了我，同时也惊讶于这一位重要人士竟然会花时间这么仔细地回我的信。我不是一个特别果决的人，但这封信激起了我坚定的意志。我回复说我了解他的身体不适，但如果他能拨冗见我，我会很感激。之后艾瑞克森和我约了一个见面的时间。

数年之后，我回想这段和艾瑞克森初次联系的经验。他对于我要到凤凰城拜访他的想法，给了我一个模棱两可的回应；我第二次的回应是必经的过程。艾瑞克森只有在我表现出"真正重要的特质"，也就是动机之后，才愿意收我当学生。

催眠大师艾瑞克森和他的催眠疗法

善用轶事来加强印象

艾瑞克森善于说小故事来让简单的概念栩栩如生。当概念以故事的形式呈现时，不仅更容易记住（Zeig，1980a，p.26），也活化了治疗情境。通过艾瑞克森用他的故事帮我改变生命历程，我学到了这个方法。

在1978年，我搬到凤凰城，偶尔会向艾瑞克森咨询有关我个人专业上和生活上的难题，有一次我告诉他我被一个习惯所困扰：我在紧张的时候，会在不当的时机害羞地傻笑。他用关于他的手的一个故事回应我。他说他小时候弄伤了右手食指，连指甲都被砸烂了。因此，每当他要拿起价值不菲的东西时，他会避免用到食指。但如果东西并不是那么有价值，他会用到他的食指。有一位女学生知道他这个习惯。有一次，这名女学生给他看她的订婚"钻"戒，艾瑞克森仔细地看着这只戒指，眼角余光瞥见这名女学生脸红了起来。然后他往下看自己的手，发现自己用了食指拿着戒指。(换句话说，这只戒指镶的不是真钻，而她自己知道。)

这就是艾瑞克森对我的忠告的精华。我满腹狐疑地离开他的办公室。当我仔细回想这个故事，我理解到他所提到的钻石戒指是一种隐喻的说法，意味着我的问题并不是真的，它不是一件有确据的事！可能是因为艾瑞克森提到他行为模式的病因，我开始去想我"问题"的病因。无论如何，这个治疗成功了，我不再因为困窘而傻笑。

艾瑞克森的轶事一再帮助我。在我早期训练的一个场合，我告诉艾瑞克森我害怕进入催眠状态，他问我为什么，我解释"我不知道。可能我害怕失控。"

艾瑞克森说他举几个例子让我参考。他告诉我一个男孩跟他的父亲去打猎的故事，这个男孩很喜欢猎鹿，当他16岁时，他的父亲宣布儿子已经长大了，可以自己一个人去打猎。他拿着父亲给他的猎枪，射中了一头鹿。他不自觉的反应是全身震颤，脸色惨白。

艾瑞克森接着说了一个选美比赛的故事，他说赢得美国花车小姐后冠的胜利者，不敢置信地哭泣与颤抖。然后他说到生产，他提到女人害怕生产，即使她们知道：环顾历史，女人都轻易地完成了生产过程。艾瑞克森紧接着向我解释，我在先前的课堂中已经进出过一次催眠状态。

然后我告诉他我需要"一次定位（anchor)的经验"，让我能够理解如何使用催眠。他告诉我其他两个故事。

第一个是关于一名棒球选手，当他自我"定位"的时候，他挥棒落空。第二个是关于一名七次复读医学院第一学年的医学生，当被问到什么是三角肌时，他会由教科书的第一页开始逐字背诵；他每次都回到第一页，因为他需要自我"定位"。

然后艾瑞克森看着我说："你要能够在不同时间点上运用催眠。你只要让它自然发生，就能进出催眠状态。"这些故事的目的是提升我运用催眠的能力；我不再害怕催眠所引发的失控反应。

59

这样的小故事不难理解。基本上，艾瑞克森重新定义了我对于"失控"的害怕，让我接受在学习的初始历程中有一部分必然包含了预料之外的情绪波动。重新定义的技巧，在本质上提供了一个更正面的解析角度来看"失控"（例如，类似的情绪也会发生在胜利的喜悦之后），对于自我"定位"的需求也提供了一个负面观点的阐释。但当我们过度解构这些故事，通常整体形貌的表征意义也就丧失殆尽。整体大于部分的总和。

具疗效的戏剧性故事

艾瑞克森的小故事在另一个场合帮过我。当我在1978年7月搬到凤凰城时，有一次我的父亲心脏病发作。因为我刚到凤凰城，还没有固定的住所，我的母亲联络不到我，所以她发了一封电报到艾瑞克森家。

当我去他家拿电报时，艾瑞克森告诉我他父亲的一个故事，我会就我所记得的来描述这个故事的大意，在罗森（Rosen, 1982a，p.167)的书中有详细的描写。

艾瑞克森说当他父亲大约八十岁的时候第一次心脏病发作，他父亲在威斯康星的一间小镇医院里醒来，看着医生，他的医生对他说："艾瑞克森先生，你有一次严重的心脏病发作。你会在医院住上几个月。"艾瑞克森先生回答："我不能住几个月，我一个礼拜之后就要出院。"一个礼拜之后他出院了。

过了几年，艾瑞克森先生又有一次心脏病发作，他在医院里醒来，看着同一位医生，呻吟着说："别又要待一个礼拜。"

几年之后，艾瑞克森先生的心脏病又发作，当他恢复意识，他对医生（同一个）说："医生，你知道的，我现在更老了一点。我想我得在医院里住上两个礼拜。"

当艾瑞克森先生九十多岁时，他的心脏病再次发作。当身体刚复原时，他告诉医生："医生，你知道我本来认为第四次的发作就会把我带离人世。但是现在，我开始不相信第五次发作能把我带走。"

在艾瑞克森先生九十七岁半高龄时，他正准备和他的女儿们出门。坐进车子之后，他发现他忘了戴帽子，回到屋里去拿。过了一会儿，姐妹们议论说："这一定是第五次发作了。"事实上，艾瑞克森先生已经因为脑溢血在屋内过世了。艾瑞克森评论道："他不相信第五次发作能把他带走是对的。"然后他看着我说："真正重要的是你父亲的求生意志。"

我很感激艾瑞克森的帮忙，他戏剧化的故事令人印象深刻，也深具疗效。我当时面临着家庭责任的冲突，他的故事让我由长远的观点来看事情，有助于我对未来动向的决定。还有，当时的情境也需要在这里说明一下：他的介入是自发的；我并没有寻求他的帮助。这是艾瑞克森的风格，如果你出现在他的生活，他便有权对你做催眠和心理治疗。对某些人来说，这种做法似乎不合伦理、操纵性太强，但对艾瑞克森来说，这是一种社交礼仪。他尽可能以对当时情境最具意义的方式来反应，沟通的接受者可以依自己愿意开放的程度来自由响应。

在他父亲的故事里，艾瑞克森指出了他所认为人们处理死亡和疾病议题应该有的适当态度。正如他自己死亡方式的佐证，他并不伪善；他为自己信奉的原则树立了典范。

他面对死亡所树立的典范

1980年3月23日，一个星期天的早上，艾瑞克森因为一次严重的感染而病倒——或许是由于憩室破裂所引起。他一直处于半昏迷状态，到星期二晚上十一点过世，他死时太太和女儿萝西安娜都在身边。他的弥留期替所有家庭成员争取到一点时间飞到凤凰城团聚。

在医院期间，艾瑞克森只对家庭成员稍微有点反应，当他们对他说话的时候，他通常会抖动他的眼皮。

他的死亡姿态与他的生活风格一致。艾瑞克森对他父亲是在正要外出办事时死去这件事感到欣慰，他自己的死亡也相当类似。艾瑞克森刚结束了一场为期一周的研讨会，而下周一另一场研讨会的学生已经来了。当他在医院时，他表现了强烈的求生意志，我感觉到他永远不会放弃；他似乎不放过每一口气，然后努力地再吸一口。

在他过世当天深夜，我们回到家里吃晚餐，哀痛的气氛没有延续在餐桌上。艾瑞克森向来灌输这样的概念：生命是为了活着，深沉的哀伤是没有必要的。

艾瑞克森常用幽默玩笑的口吻来谈论死亡。有一次当我关心他日益恶化的健康状况时，他误引坦尼森[1]（Tennyson）的话说："当我的船航向大海，让酒吧里没有嚎哭声。"他也常开玩笑说死亡是他想做的最后一件事（cf. Rosen 1982a, p.170; Rosen, 1982b, p.475）。他的态度是："当我们一出生就开始迈向死亡，只是我们其中有些人的脚步较快。何不认真过活、享受生命，因为你可能一早醒来，发现自己已经死了。你永远无法预料它将何时发生，但某些人会担忧身后事。直到死亡来临之前，认真过活，享受生命。"

在另一个场合他提到"你想知道长寿的秘诀吗？每天早起。上床前喝大量的水，保证你每天都会早起。"（Zeig, 1980a, p.269）

艾瑞克森告诉过另外一群学生，在他临终前躺在床上时，他想要听笑话。遗憾的是，我直到他去世后才知道他的心愿。

难忘的隽语和比喻

轶事只是让事情容易记住的方法之一。借着如珠的妙语、隽永的措词和简单比喻的连结，特别容易"加深"记忆。这里有几个例子。

当我们在筹备第一届艾瑞克森学派催眠暨心理治疗国际会议（First International Congress on Ericksonian Approaches to Psypnosis and Psychotherapy）时，艾瑞克森预测我可能将成为美国催眠界知名的人士，并在专业的催眠学会担任要职。他问："你想知道如何在一个机构里获得成功吗？""当然！"

---

[1] 阿尔弗雷德·坦尼森（Alfred Tennyson），英国诗人。——编者注

我回答。"**吸引**群众和你在一起。"

我参加一个外地的专业会议，在会议里我没有获得应有的尊重，而艾瑞克森更是被批评得体无完肤。我对于催眠界所透露的敌意感到惊讶，更替艾瑞克森感到难过。我忐忑不安地打了通电话，告诉他发生的事情。他不以为忤，咯咯地笑着说："欢迎来到成人的世界！"

他经常说："问题是生活的粗粮，任何常吃军用口粮的士兵都知道粗粮在饮食中的重要性。"（cf. Zeig, 1980a，p.185）同样，他提议："创造所有你能掌控的幸福，问题自己会找上门来。""用平常心去**适当地**处理好的和坏的事情，是活着的真正乐趣。"对另一名学生他曾说："心理治疗是由家里开始。"他对一位同事的年轻女儿说："长得这么可爱会不会受伤啊？"他对一位学生说："幸福就是天赋加上你所拥有一切的价值。"（Thompson, 1982, p. 418）他对同事玛莉安·摩尔（Marion Moore)说："催眠是一个温暖的人在另一个人身上激发出一段维系生存意志的关系。"

间接地使用比喻

有一次艾瑞克森用相当好的比喻给了我一些建议。不幸的是，我还不能完全履行他给我的建议，但我对一些来访者有效地运用了这个比喻。

我告诉艾瑞克森说我长期工作过度，请他给我一些建议，他告诉我他自己的生活。他后悔没有在密歇根爱洛思医院工作的那些年常和家人去度假。

然后他举了一个例子："当一个人坐下来用餐时，他可能会想喝一杯餐前酒，然后再来一客开胃菜。接着，他可能会点一杯清凉饮料，然后他可能会来一份色拉，接着开始享用主菜，里面有肉、某种碳水化合物和青菜。之后，他会再来一份甜点，然后才是咖啡或茶。"然后艾瑞克森看着我说："人不能单靠蛋白质过活。"

艾瑞克森有一部分的智慧是**不直击要害**地表达概念；不直击要害是间接沟通的精髓。

63

我需要听到的建议是："不要工作过度了。"除了"不要这么努力的工作"之外，其实他也很难再对我多说什么。但艾瑞克森借着一个比喻来包装他的建议，让这个观念印象深刻且充满活力。

善用词汇的多重意义

他不只用轶事、比喻和隽语来让事情印象深刻，他所用的单字也是字字珠玑。如之前所提，艾瑞克森早年熟背字典。他对每个单字多重意义的理解，奠定了他间接沟通技巧的基石。

在一次的教学课程里，他用一则轶事来挑战我，希望借此增加我的弹性。他通常会看着我说："你很僵化。"我思考着他的话答道："没错，和艾瑞克森比起来，我是僵化。"我之后回想这次的对话，"僵化"可能是指我身体的姿势或是我的心态。当人们进入催眠状态，他们的行为举止表现得都很固定和僵化。艾瑞克森知道我怀疑自己进入催眠状态的能力，我相信他对于我僵化的面质，基本上是一语双关。

艾瑞克森的一篇文章记载了他如何使用每一个字当成治疗工具的佳例——"建构一则多层次故事以诱导一名催眠受试者产生实验性神经症的方法"（The Method Employed to Formulate a Complex Story for the Induction of the Experimental Neurosis in Hypnotic Subject, Erickson, 1944），在文章里，他提到挑选每个字来进行催眠诱导的原则。

间接地建立联结

轶事、隽语和比喻不仅替治疗情境注入能量，让概念印象深刻，也能用在建立正向联结上。问题通常由前意识的联结所导致。如果问题产生在特定的联结层次，由该层次着手通常能产生最佳的改变。轶事能用来帮助来访者重新联结其内在的能量。仅是谈论问题的本身并不一定具有疗效。

我记得艾瑞克森是如何让我戒掉抽烟斗的习惯。我是一个抽烟斗的瘾君子，艾瑞克森并不赞成抽烟。在某种程度上，我必须要自我认可，当时抽烟斗吻合我"年轻心理学家"的形象。

艾瑞克森看见我在后院抽烟斗（我不在他办公室内抽烟），当我进到屋内继续上课时，他告诉我一个关于他朋友抽烟斗的故事，内容很长又诙谐曲折。我记得故事里的朋友抽起烟斗相当笨拙，连把烟草塞到烟斗的姿势都很笨拙。

我记得我当时想："我已经抽烟斗这么多年了，我看起来并不笨拙。"艾瑞克森继续告诉我这个朋友如何笨拙，他塞烟草的时候，看起来很笨拙；他点烟的时候，看起来很笨拙；因为他不知道该把烟斗摆哪里，让他看起来很笨拙；因为他不知道该怎么握烟斗，让他看起来很笨拙。

我发誓这个故事持续了一个小时，我从来不知道有这么多不同的方式会让一个人看起来笨拙。我一直想着："为什么他告诉我这个故事？我看起来并不笨拙啊。"

那堂课结束后不久，我开车离开凤凰城，回到我旧金山的住所。当我一到加州，我立刻对自己说："我从今以后不再抽烟了。"我永远地摆脱烟斗，丢掉所有昂贵的烟斗和打火机。

我响应了艾瑞克森的指令，我当然不希望自己在他眼里是笨拙的。除此之外，他的技术是让旧有行为模式崩解；将笨拙的念头连结到抽烟斗这件事情上。最后，抽烟斗不再是一件吸引人的事情。

间接面质

间接的沟通技巧能用在引导以及面质上。这里有两个例子：

艾瑞克森的阅读量很大，但当他视力变差后，他改看电视。艾瑞克森喜欢自然报道类的节目，经常在教学和治疗上使用来自节目内容的隐喻。有一次当他最喜欢的节目开演时，我问他一个问题。他说他的行动局限在屋内，看这些节目是他唯一能将触角延伸到外面世界的方法。他抓住了我的注意，继续说道："如果我错过了我的大自然报道，我会恼怒。"我说："我马上走。"

即使艾瑞克森的面质使用间接的沟通方式，他同时设定界限、教导我及试着用一种独特方式来传达他的信息。在艾瑞克森死前不久，他问我一个小时的治疗费收多少；当时他每小时收40美元。我回答："50块。"他说，"35吗？"仿佛没有听到我的话。我更正说："不，是50块。"他再一次问。"35吗？"我说："我知道了。"

这并不是因为他不能一针见血地面质。例如，我知道艾瑞克森不只一次告诉失和的夫妻离婚。他精心运用最能引发想要的反应的技术。

总结

艾瑞克森的治疗就像是一名资深老医生所提供的治疗。他提供简单的、常识性的治疗处方，以"不直击要害"的方式来呈现，让信息鲜活易懂。因此，来访者能够对指令反应。艾瑞克森并不是说了什么关于人格理论的深奥之语。但当大多数的治疗师在钻研他们的动力结构时，艾瑞克森留意的是那显而易见的部分，思忖着其能为治疗所用最有效的方法。

直接的督导

艾瑞克森是一位不寻常的督导，他的指导就像他的治疗，根植在不直击要害的常识性做法。他身为督导的技术，就像他身为治疗师和老师的技术，一样是绝无仅有。这里有几个例子：

例一

在艾瑞克森由私人执业退休后，他转介一些病人给我，其中一个有特别的污染恐惧症。无论何时，当他看到白色粉末在某个东西上，他便对那个东西产生永久性的恐惧，避免去接触它，甚至严重到令朋友和家人害怕的程度。例如，他有一次看到白色粉末在电视机上，因为他不愿去接触它，他的太太和女儿必须帮他开关电视和转换频道。

和这位病人第一次诊疗时，我收集了主诉和病史的详情。然后我打电话给艾瑞克森，请他督导我。他答应见我，所以我到他家告诉他这个病人的详细状况。我问他会如何处理这个问题，他的建议很简单，他淡淡地说："送他去加拿大。"然后他补充："事实上，应该送他去加拿大北部。"

艾瑞克森告诉我这类型的病人有可能会有暴力倾向，他会有别人故意想把白色粉末放在东西上来污染他的想法。

艾瑞克森没有再多说什么。我没有采纳他关于加拿大的建议，因为我不知道他是什么意思，但我小心翼翼地计划着我只要再治疗这个病人一次。本质上，我提供他破除旧模式的行为改变技术，告诉他如何去运用这个技术。因为这个病人的心理动力很特别，我要他靠他自己，而不是靠我的治疗来改变。我告诉他无论我所建议的方法成功与否，都不要跟我联络。我觉得一切都要靠他自己。

在结束这个治疗一段时间后，我思索着艾瑞克森的建议，我终于领会到他的用意。当我刚听到他给的建议时，我被他简短漠然的回答震慑住了，而不能立即理解他的用意。而且，当你住在沙漠区的凤凰城，很难去想象纬度更偏北地区的天气。艾瑞克森的建议是用暴露法来达到减低敏感的功效！我相信艾瑞克森所指的，并非是照字面上的意思把那个男人送去加拿大。他反而是想引导我，去发掘让这个问题不存在的情境。同时，他建议我应该依靠自己的资源，而不是他的看法。

例二

另一个艾瑞克森转介给我的个案，是一个四代同堂家庭中的一位成员，他治疗过这个家族中的祖父、父亲、两个儿子和其中一个儿子的家庭。他转介其中一个儿子的太太，她患有抑郁症。艾瑞克森告诉我失败的互动模式反映了这个男人在家庭中所扮演的角色。也解释了这个男人古板、疏离且不懂得如何表达情绪，太太的抑郁症有部分原因是由于丈夫的情绪疏离。

在治疗期间，我咨询过艾瑞克森几次。有一次，这位太太打算结束她的事业。我不认为这是个好主意，所以我问艾瑞克森的意见。他要我告诉她："继续把事业经营下去，因为这替孩子们树立了好榜样。"他的建议切中要害，精确地抓到她的价值观，虽然之前他只见过她一次。在她生命里最主要的一件事就是成为 孩子们的好榜样。

接下来的几次治疗，我帮助了这位太太，但我觉得不够。我再次跟艾瑞克森谈这个情况，他以一则故事回应我，这是沙瑞印第安族一则关于创作铁木雕刻品的轶事。艾瑞克森说沙瑞族很贫苦，只能用很原始的工具来从事创作。在捕了一天的鱼之后，他们可能只抓到一两条鱼供所有族人食用。夜晚，他们会走进沙漠，以星空为棉衾入睡。

艾瑞克森接着说，有一位人类学家去拜访沙瑞族，他后来成了他们的友人。这位人类学家对沙瑞族人能够把索罗郎沙漠(Sonoran Desert)唾手可得的铁木变成木雕艺术品深感兴趣。后来，沙瑞族人以他们所认识的野生动物作为雕刻的题材，他们没有任何实体可供模拟，全凭记忆来完成雕刻作品。他们用原始的工具——海沙当成砂纸，鞋油当成染料。

他们的木雕大受欢迎，沙瑞族人也因此致富，现在他们有能力买渔网和小货车。艾瑞克森解释说，他们可以撒网捕鱼，很快他们就能为所有族人捕到很多的鱼。艾瑞克森接着说："然后他们开着他们的小货车进到沙漠，以星空为棉衾入睡。"

这是艾瑞克森给这个案例的建议。同样，我必须去反刍来领会他的要点，但信息似乎很清楚：即使有些人改变了他们的环境，他们不会真正改变根深蒂固的态度和行为。

如果艾瑞克森直接告诉我："你知道，即使有些人的环境已经改变，他们也不会改变根深蒂固的行为。"我可能不会记住。他将他所要阐述的观点铺陈为一则戏剧化、不直击要害的小品文，让我难以忘怀。

我对这个案例做了一些"家族治疗"，用我从艾瑞克森那里学来的一个技巧。他曾教过我一个技巧，他过去用这个方法来鼓励情绪疏离的家庭进行沟通。他会要求家庭成员轮流读报纸上的安·兰德丝（Ann Landers)专栏。他们每天晚上在餐桌前这样持续进行了一年，**读者来信**读完后，他要家庭成员先进行讨论，才能念**作者答复**的部分。（当然，我给了他们一些要求。虽然安·兰德丝大部分的建议都很妥切，但不一定是完全正确或唯一的答案，也不一定适用于接受治疗家庭当前的处境。）艾瑞克森说如果你读安·兰德丝的专栏一年，你会碰到人类问题的所有范畴。

我在一些治疗场合用过这个技巧，这是一个引导家庭成员增加接触和讨论道德议题的好方法。

例三

我有一个棘手的精神分裂症病人，我请艾瑞克森督导我的治疗。艾瑞克森问我这个病人是否喜欢音乐，当他发现这个病人喜欢音乐时，他说："如果这个病人会弹钢琴，要他略过一个音符去弹一首歌。"因为这个病人会弹吉他，我要他试着略过一条弦去弹一首歌。

这个建议显而易见，因为这象征着精神分裂症病人的行为；他们过着有一点走调的生活。但要刻意去弹一首走调的歌，必须先学会怎么正确弹奏。我经常将这个方法的许多变形用在我和精神分裂症病人的工作上。

例四

之前提过一名处于歇斯底里精神病急性发作期的病人（见第一章），她经常受到幻听的折磨。艾瑞克森告诉我应该持续他的治疗方式，要她写下听到的所有声音。这是一种善意的酷刑治疗法（cf.Haley, 1984），能够有效瓦解旧有的反应模式。

例五

我咨询过艾瑞克森关于一对夫妻的案例，他们处于逐渐加剧的痛苦关系当中，彼此指责对方是问题制造者。他告诉我一个曾成功用在几个个案的方法。在一次联合治疗中，我对夫妻中的一位说："你知道，在任何情况下，你的配偶有60%的机会是对的。"然后我对另外一位说："在任何情况下，你的配偶有60%的机会是对的。"然后我会一起对他们两个说："你们知道这样加起来就有120%的好结果。"

我照着他的建议告诉这对夫妻："只要你的配偶跟你意见相左，你就指出对方60%对的部分。然后，你才能自由地告诉他/她剩下40%应该改进的部分。"我对他们解释，这个技巧只是再次强调他们已经在做的事，并没有太多的新意。这对夫妻在批评对方的时候，通常会点缀性地提到另一半对的部分。唯一的差别是更加认可对方做对的部分，并且在批评之前优先提出。

这个技巧也能有效瓦解旧有的反应模式。治疗师将自己摆在这段婚姻的冲突当中。因此，即使夫妻没有确实执行这个作业，也会有一定的效果。如果夫妻一方在冲突的当下才想到这个建议，也能在他们完全失控前冲淡一些情绪。

例六

我向艾瑞克森询问体重控制的技巧，这样的问题在治疗上成功率向来不高。艾瑞克森指出重新调整个案的心态是相当重要的。当一个来访者要求减重四十磅，他会改变他们的目标，说服他们先从减重一磅做起。他寓意深远地问："你要怎么登上女人峰呢？" "一次一小步。"

例七

虽然我已经在之前出版的书中（Zeig, 1980a)提过这个例子，在这里我还是想对这个我最喜欢的督导案例补充一些细节。

有一名律师为了一件案子找上艾瑞克森，律师认为案子里催眠被不当使用。这是一宗谋杀案，警察对目击证人使用催眠。辩护律师问艾瑞克森是否愿意当专家证人，但艾瑞克森答复说他太老了，建议律师来找我。

我告诉这位辩护律师我之前从来没有在法院作证的经验，但我很乐意为催眠是否使用恰当提供一点意见。这名律师说在用我当专家证人之前，他必须先提供法官们一些我足以担此职务的凭据。他告诉法官我是世界级催眠权威米尔顿·艾瑞克森的弟子，法官们认可了我的资历。

紧接着，检察官找上艾瑞克森，因为艾瑞克森之前曾在凤凰城警局教授警官们侦查催眠的课程。事实上，他很可能教过在这个案子里执行催眠的警官。他告诉检察官，因为他的身体孱弱无法出庭作证，因此检察官问他是否愿意以出具供词笔录的方式作证，艾瑞克森同意了。

当检察官提到艾瑞克森的资历时，他说："因为辩方认可米尔顿·艾瑞克森是催眠界的权威，我们想让他为这个案子提供意见。"当然，法官同意了这项请求。

所以结果是艾瑞克森代表控方，我代表辩方。我的忐忑不安可想而知。

我问艾瑞克森为什么改变心意决定作证，他说："你会学到一些事情，不是吗？"我说："没错。"

即使旅行对艾瑞克森而言相当不便，他还是坐上了警车到警局看催眠录像带。除了给我一次机会接受指导之外，艾瑞克森想必认为这件案子很重要。

当我们聊天时，我告诉艾瑞克森我对于出庭作证很紧张，希望他给我一些意见。他用这句话作为下面一个故事的开场白——"了解对手的律师"。

艾瑞克森接着说，他有一次代表丈夫，为一件争取孩子监护权的案子作证。他相信这个太太有严重的精神疾病，很可能会虐待孩子，丈夫显然较适合取得监护权。

艾瑞克森继续说，他猜想对方律师是一个相当难缠的角色。他认为事情不会进行得那么顺利，因为这个丈夫的律师没有给他任何对方的资料。当他出庭作证那天来临时，对方律师完全是有备而来；她准备了14页的问题要问艾瑞克森。她以挑衅的问题作为开场白。"艾瑞克森医生，你说你是一位精神科的专家。谁有权威能佐证你的说法？"艾瑞克森答道："我**就是**自己最好的权威。"他知道如果他提到其他任何人的名字，这名准备周全的律师一定会引用相反权威的意见来贬抑他的专业可信度。

这名律师接着问："艾瑞克森医生，你说你是一个精神科的专家。什么是精神科？"艾瑞克森说他当时这样回答："我可以给你举个例子。任何一个美国历史的专家都知道赛门·歌弟（Simon Girty）又叫做'下流歌弟'（Dirty Girty）。任何一个非美国历史的专家，都不会知道赛门·歌弟又叫做'下流歌弟'。任何一个美国历史的专家都应该知道赛门·歌弟又叫做'下流歌弟'。"

艾瑞克森接着说，当他抬头看法官的时候，他坐在席上，正把头埋在手里，法院的书记官正在桌下找他的铅笔，丈夫的律师正努力压制不可遏抑的笑声。

在艾瑞克森举了这个（似乎不相关）例子后，这名律师把她的稿子丢在一边说："艾瑞克森医生，我没有更进一步的问题。"然后艾瑞克森看着我说："那个律师的名字……就叫歌蒂（Gertie）。"

艾瑞克森的轶事有趣且迷人，在谈笑之间，他表述了他的要点。如果艾瑞克森只是直接告诉我："不要被法院的排场给吓到了。"我想效果将会很有限。但是由于他不直击要害的沟通方法，现在要我走进法院而不想到"下流歌弟"，已经是不可能的事。

稍后，艾瑞克森提到他另一个在法院成功用过的技巧，他说对方律师通常会将情绪的张力铺陈到最高点，然后丢出一个慷慨激昂的问题，而问题本身的荒谬性会被当时的情绪所忽略。

在这个时刻，艾瑞克森会故意表现得有点弩钝。他会对法官说："对不起，我没听清楚那个问题，可以麻烦书记官复述一次给我听吗？"艾瑞克森说，当书记官用他平淡的语调复述时，所有的情绪张力荡然无存，让陪审团和法院其他的在座人士了解到这个问题是多么荒谬。

当这个案子随着被告承认有罪而终审之后，我们彼此讨论我们的发现。我们同意催眠并没有被误用。事实上，艾瑞克森说因为警官用了一套标准技巧，这次催眠事实上对受试者没有什么效果，几乎没有激发什么反应。

例八

一位公众人物因为某种个人天性的问题来找我，为了保密的缘故，他没有告诉我他的真名。当我请艾瑞克森督导这个案子，他坚持我要问他的真名，他说："潜意识一旦瞒了你一件事情，它就会瞒你其他的事。"

例九

早期有一次我到凤凰城拜访艾瑞克森，他要我去看他的一名来访者，我很高兴他对我有这么大的信心。在看过这个年轻人之后，我详细地组织我的印象，准备好要和艾瑞克森讨论这个来访者。当他问我这个来访者的情况时，我立刻在这个男人的心理动力层面上大放厥词。他突然打断我，问我这个来访者真正的需求是什么，我顿时哑口无言。他说这来访者所有想要的只是一个可以让他们畅所欲言的大哥哥。

艾瑞克森相信理论架构是波卡斯特床（Procrustean bed）❶，会限制治疗师。每一个人都应该被视为独一无二的个体。唯有在策略性运用的范畴，动力理论才具有价值。

例十

有一次，一位多年前棘手的边缘型人格病人不断打电话骚扰我，我问艾瑞克森的意见，他建议我应该告诉这位病人："下次你打电话来，请挑我不在的时候再打！"

艾瑞克森的意思是要我态度坚决地正视这个病人，但不是粗鲁无礼。我没有遵照他的建议做，因为我想不到一种不带讥讽意味的说法。然而，当我另一位病人有相同情况时，我用了类似的技巧。

例十一

我告诉艾瑞克森，有一位患有皮肤炎的病人夜里睡觉时会抓患部，严重到

---

❶ 指希腊神话中波卡斯特（Procrustes)的床，旅人们有一张床可以过夜，那些身体长过床的人，超出床边的部分会被砍掉；那些身体比床短的人，会被拉长到与床等齐。——译者注

影响他和太太的作息。艾瑞克森建议这个男人在睡前用胶带把手指一根一根包起来。我说这个问题是多年旧疾，他回答："告诉他胶带多准备一点。"

这种善意的折磨成效卓著。这又是一次透过资深老医生的常识性建议，让治疗大有成效的例子。.

例十二

我问过艾瑞克森一个案例，其中父亲可能会戕害他年幼的孩子。太太并不打算离开丈夫，但她似乎也无法有效防止可能的伤害。艾瑞克森告诉我一个他之前运用相当成功的方法，他会告诉父亲在孩子成为青少年之前，不要期待自己能了解孩子，也不要期待彼此能真正地沟通；在那之前，孩子的教养实际上是他太太的工作。他告诉我这会让这个父亲对孩子保持一定的距离，而当孩子变成青少年时，孩子已经有了足够的人格成长，可以维持足够的距离。

隐微的线索

艾瑞克森对隐微线索的运用令人啧啧称奇。他能观察出极细微的改变，在治疗和诊断上加以运用。罗森（Rosen, 1982b, p.467）指出，艾瑞克森学着辨认他的秘书们的不同打字模式，借此知道她们目前是处于经前、月经中或是月经后的状态（可参见Zeig, 1980a, p.162）。海利（1982, p.13)讨论过艾瑞克森如何借着一个女人前额肤色的改变来辨识出她刚怀孕。❶

艾瑞克森有时候会让来访者知道他的观察。有一次他治疗一对夫妻，他看出当丈夫撒谎的时候，会表现出特定的行为。他告诉这位太太他的观察，然后在一次联合治疗中，让她去问丈夫问题，由她自己来揭发谎言。

艾瑞克森对于隐微线索的运用也经常是诡谲多变的。当他说故事的时候，他通常会将声音朝着地面，然后透过眼角余光偷偷地观察当事人的反应。

❶ 脸部颜色因怀孕而改变，在医学上称为黄褐斑（Chloasma)，通常出现在前额、鼻子和脸颊部位。尤其在怀孕早期的时候，颜色的改变相当明显。然而，除了最敏锐的观察者，这样的变化经常为人所忽略。——编者注

这个技巧的目的，是让当事人觉得他的声音是自己的内在对话。而且，当他对团体说话时，他会改变声音的抑扬顿挫，向在座特定人士强调某些信息。

当办公室外车声喧嚷，他不会刻意提高说话的声调。大部分的演说者会提高他们的声调，因此无可避免地暗示听众去注意外面的喧嚷声。借着不去提高他的声调，他让听众维持对外界的嘈杂浑然不觉——类似于古典催眠现象中负面幻觉的反应（Zeig，1985a，p.328）。

觉察力的训练

由于艾瑞克森相当重视治疗工作中的观察，他部分的训练取向是指导我去提高个人的觉察力，他用了许多的方法，包括述说关于观察有趣的故事，并激发我实际身体力行。例如，他要我去观察游乐场的一群孩子，预测他们会和谁一起玩及下一步会做什么等等。而且，他要我去观察一群人的互动，判断谁将会先离开，谁会是下一个说话的人等等。

我询问他如何增进自己觉察隐微线索的能力，他回答说，学习观察就像学习英文字母一样。"你刚开始只是学字母本身，慢慢累积新的用法。"他问我"zyzzva"这个字是什么意思，我问他答案，他说："去查字典。"艾瑞克森的意思是：学习使用隐微线索是没有快捷方式的，关键在于需要通过不断的练习和经验去累积。

在同一堂课里，他告诉我关于一个女人的故事，她的拳头横过胸前，放到对肩上。他说这个习惯动作可能意味着她乳房有肿块，而她却不愿承认，或她是一个小胸部的女人，而她不喜欢这一点。他指出在这个例子中握拳是愤怒的姿态。（我回想当天自己肢体语言所泄露的信息。）

艾瑞克森告诉我，有一次他和一个朋友去见一位通灵人，这么做是为了向他的朋友证明这个通灵人虽然能说出正确的答案，但这一切都跟超感知觉无关。这位通灵人的洞察力确实惊人。结束之后，艾瑞克森给他的朋友看一串他进去之前事先写好捏造的答案。事实上，这个人并不是通灵人士，他只是善于读取隐微线索和深层语意。当艾瑞克森被问问题时，他心里"想着"捏造的

75

答案，这位通灵人能够读出他非言语线索的含义（Rosen, 1982a, p.192)。

艾瑞克森又讲述了一位著名非言语行为专家的故事。在一次拜访中，艾瑞克森看见这个人的壁炉上有一件雕刻品，他相当欣赏这件作品。在整个谈话的过程中，艾瑞克森都避免让视线停留在这件艺术品上，因为他不希望这位专家看出他有多么渴望拥有它。当他们的谈话接近尾声时，艾瑞克森说专家谢过他的来访后，接着说："还有一件事，是的，你可以带走那件雕刻品！"

在另一个场合，艾瑞克森告诉我早期的专家甚至能够判断出一个人的成长背景。在小学学的单字会带有特定的乡音，如果这个人之后搬到美国不同的地方居住，当用到高中所学的词汇时，会有不同的腔调。当说到大学时代所学的概念时，会反映出这个人在美国哪个地方念大学。

当他训练他的住院医生时，他会要他们用手来测量病人的脉搏。艾瑞克森会坐在房间对角，或许是通过注意病人颈部脉动的观察法来计算脉搏数。他说了几个学生没有注意到病人有义肢或义眼的例子，他很生气地告诫学生们在第一次和病人接触的时候，要留意病人是否有两只眼睛、两只耳朵、两只手臂、两条腿、每一只手是否都有五根手指头等等。

他说他能在半条街以外，分辨来车司机是要右转还是要左转，因为连司机自己也没有察觉到已经先泄露出意图，通常在转弯之前，司机会先将身体摆向欲转方向的另一侧。这是观念运动(ideomotor)讯号的好例子。当我们想发起一种行为时，我们通常会隐微地下意识地表现出来。艾瑞克森是一个读取和运用观念运动行为的专家。大部分的人由于无知、缺乏训练、固执己见或认为里面没有有用的信息，而忽略隐微的线索。

结语

艾瑞克森对我的个案督导都是言简意赅，并且是问题导向。他着重在激发我身为一个治疗师的潜能，而不是采用信息填鸭的督导方式。他会将问题再丢回给我，借以鼓励我相信自己的判断。

催眠大师艾瑞克森和他的催眠疗法

艾瑞克森的常识性督导方式和他的治疗及教学模式有异曲同工之妙。他与其他的督导者不同之处，在于他对于我是否能做出他的治疗风格并不感兴趣。相反的，他所感兴趣的是我能否发展出属于自己的治疗风格和治疗方法。

个案的报告

我有一些个案是艾瑞克森之前的来访者，我会问他们之前治疗的情况。他们报告揭示了艾瑞克森学派治疗取向的独到之处。其中有一部分的案例，艾瑞克森并没有成功地治疗他们，或仅有部分成功。然而，这些治疗介入仍有可取之处。

例一

我帮助一名来访者戒烟。几年之前，他找过艾瑞克森戒烟，但没有成功，他说："艾瑞克森告诉我，我并不打算戒烟，事实上，我确实是如此。"在同一次治疗，他告诉艾瑞克森关于他对于社交情境的焦虑。艾瑞克森告诉他几个故事，建议他走进很多人的房间时，应该自己默想："我一点也不在乎、我一点也不在 乎、我一点也不在乎。"这个来访者说："这个技巧我一直用到今天，它很有效。当我走进一间房间时，我似乎觉得自在多了。"

例二

一名没有住院的精神病患者要求我用催眠来帮他抑制住想要改变世界的怪异念头。数年之前他向艾瑞克森咨询过类似的问题，艾瑞克森告诉他说："我没有办法催眠你，因为你的眼睛动得太快了。"这个病人接受了这个回答。

艾瑞克森的回答是对这个人的妄想、精力旺盛和过分警觉的非正面回答及间接说法。艾瑞克森维持着一贯的间接治疗风格，他没有面质这位病人。因为艾瑞克森没有继续对他采取跟进治疗，我揣测艾瑞克森认为自己很难帮助这个病人。

77

例三

一个女性友人问艾瑞克森关于体重控制的方法。这个治疗包括了建议和轶事，结果似乎相当正面。

艾瑞克森试着去激发对于过量饮食的厌恶态度，他指出："这其实是自杀的伪装，你为了一些没有得到或没有做到的事情，企图要自我惩罚。"艾瑞克森给了她一个酷刑治疗的建议，每增加一磅，要爬女人峰十次（我不认为艾瑞克森真的期待来访者去完成这个作业，这可能是用来瓦解旧行为模式的方法。如果她想到这个作业，即使是前意识，也能避免过度饮食）。接着进一步指示她列出一张每日饮食内容的详细清单。艾瑞克森问："你喜欢自我欺骗吗？"她说吃东西就是为了"填她生命的洞"，他提醒她应该用适当的东西来填洞。

艾瑞克森说了一些故事来加强建议的效果。例如，艾瑞克森的一个孩子看见一块生日蛋糕，他出去跑了一里路，才回来吃这块蛋糕，消耗的卡路里等同于吃进的卡路里。吃完蛋糕之后，他说："一点也不值得。"艾瑞克森也提到以前的一位来访者改变饮食习惯，开始爱吃蔬菜的故事，试图改变这个来访者的态度。

例四

我的一个朋友和一位心理学家同事来参加一场艾瑞克森的教学研讨会。当课程结束时，艾瑞克森示意要他出来，邀请他来到大厅，我的朋友感到相当荣幸。

在接续的谈话期间，艾瑞克森要太太帮他把家人送的领带拿来，当然那是一条紫色的领带。艾瑞克森和他谈了半个小时的领带线头要如何才会相称，颜色让领带更出色，领带的皱褶和老旧。太阳下山了，而我的朋友对于整个情况还是丈二和尚摸不着头脑。

又经过了一段时间，迟来的"啊哈"出现了！艾瑞克森所谈论的是家庭关系（family ties)！

这又是一次由现实情境中带出某件事，充满象征和隐喻，也同时佐证了艾瑞克森过人的观察力。这个朋友后来说这个话题确实和他当时的处境密切相关。

例五

有一个来访者说第一次与艾瑞克森会面时，她听着艾瑞克森讲话，觉得很无聊、很想睡觉，她觉得很尴尬。然后她理解到艾瑞克森其实是刻意这样做，因此她闭上了眼睛，进入了催眠状态 (Zeig，1980a，p.18)。另一个学生要求艾瑞克森为他催眠，但艾瑞克森告诉他，因为他处于过度警觉的状态，可能需要花几个小时说冗长、无聊的滑稽故事，才能让他无聊到进入催眠状态。几乎任何一种行为，甚至是无聊，都能成功地运用在治疗上，或用来进行催眠诱导。虽然在表面上，无聊似乎是有效治疗的反面，但艾瑞克森却能尽其功用，使它成为强而有效的治疗技术。

例六

一个男人因为吸烟来寻求协助，接受过艾瑞克森一次的治疗。这个来访者是同性恋，但他不愿公开这个事实。艾瑞克森为了有效的治疗，运用了来访者同样的价值观。他告诉这个男人说，当他抽烟的时候，他便扬弃了他的性倾向。艾瑞克森也给了他一些其他的治疗介入方式，包括行为改变技术；艾瑞克森给他一些作业，让他的双手闲不下来。然而，这个治疗没有成功。这个男人理性上觉得艾瑞克森过分轻易地就要他放弃吸烟，所以他觉得没有必要尝试。

例七

当然，许多艾瑞克森的指导语，个案也是充耳不闻。我其中一位来访者说，她丈夫之前因为体重控制的问题，就诊于艾瑞克森多年，但从来没有减重成功。艾瑞克森告诉这位丈夫，在解决他和母亲关系的问题之前，他永远无法减重成功，之后这位丈夫中止了治疗关系。这个家庭私底下同意艾瑞克森的看法。令人感兴趣的是，艾瑞克森在这个案例上采用了心理动力的观点来解释，他并没有排斥采用这种观点的可能。

79

例八

　　一位情感相当疏离，并缺乏情绪多样性的低自尊男人来寻求我的催眠治疗，他正好是一名同性恋者。他之前接受过艾瑞克森的治疗，说他对艾瑞克森的治疗印象深刻，但是对他感到畏惧，所以很难敞开心胸。即使这位来访者和艾瑞克森在一起从未感到自在，但他的问题却逐渐改善。

　　这位来访者记得艾瑞克森替他解过一个梦。我觉得很有意思，因为我从来不知道艾瑞克森会为来访者解梦，所以我要他多说一些细节，来访者回答说："梦境跟marmot（土拨鼠）这种动物有关，而艾瑞克森说这个梦实际上和我的母亲有关。我问他为什么，他说，土拨鼠的前两个字母是'ma'，刚好是妈的意思，所以前三个字母'mar'代表妈，而后三个字母'mot'也和mother的前三个字母一样，所以这个梦和你的母亲有关。"这个男人说当时他心里想："我的天啊，我从来不知道我的潜意识这么有创意。"

　　艾瑞克森可能是认为让这个男人去思考他自己的母亲会有所帮助，所以他将事情引导到这个方向。在这个过程里，他的自我重建有长足的进步。

预测

　　艾瑞克森激发他的学生们去发展预测行为的能力，并且运用在诊断和治疗上。例如，他给我一本威廉·葛瑞汉（William Gresham)的小说《梦魇暗巷》（*Nightmare Alley*），要我读第一页，然后要我预测最后一页的结局（私人通信，1974)。我做不到，但当我读完整本书，我发觉结局的脉络在第一页当中早已清晰可见。他也告诉学生们往前或往后地读一本书，预测接下来或前面的篇章所会呈现的内容（Zeig，1980a，p.128)。了解行为如何受潜意识的驱策，将使治疗师更有效能。

　　为了产生强而有效的介入，艾瑞克森善用了他对于隐微线索的觉察力，和他已经知道的知识，即来访者的社交历史是一种如何具影响性的决定因素。我见过许多艾瑞克森的来访者都惊讶于他预测的正确性。

催眠大师艾瑞克森和他的催眠疗法

例一

一名女学生来找艾瑞克森，他要她依惯例写下个人资料，他要求所有的新来访者和新学生都这样做——写出当天日期、姓名、住址、电话、婚姻状况、子女人数（姓名和年龄）、职业、教育程度（包括学位和就读学系）、年龄、出生日期、兄弟姐妹人数(姓名和年龄）和当事人是在都市或乡下长大。

艾瑞克森打断这名女子的书写，他说："你是欧洲人。"她承认这点，但对于他的观察结果没有多想。在欧洲学写字的笔迹和在美国学写字的笔迹，两者有很大的不同。

然后艾瑞克森说："你大概是南欧人，来自意大利或希腊。"她觉得这不是什么了不起的观察，因为她的肤色泄露了她的背景。

接着，艾瑞克森立刻直捣黄龙，他说："而且你小时候很胖。"这个病人大为震惊；当她来访时她的身材相当纤瘦。她问艾瑞克森是怎么知道的，他解释说她在某方面表现了胖的人才会有的样子。

艾瑞克森一针见血的介入有几个效果，他获得彼此关系的主导权，同时破除了她可能企图建立的预设心态。除此之外，他以诊断者和观察者的姿态来建立威信。他一丝不苟地训练自己留意隐微的细节，运用所获得的资料来预测行为发生的序列。

例二

有一位艾瑞克森以前的病人在他过世后来找我治疗。我问她是否记得任何特别的治疗经验，她说在第一次看诊时，艾瑞克森抬头看着她说："你不是你妈妈的最爱。"她颇为震惊地承认他的观察。

艾瑞克森接着说："你是祖母或外婆最疼爱的孙女，可能是你的外婆。"他又说对了。这个病人惊讶于他的观察力，也对他敏锐的才智印象深刻。艾瑞克森再次善用了他勤奋自我训练的结果，留意任何可能的隐微线索。

例三

一位艾瑞克森以前的病人来找我治疗。二十多年前，当时她刚结婚不久，她会突如其来地昏倒。医学检查找不出病因，她寻求艾瑞克森的帮助，艾瑞克森要她和她的配偶一同来看诊。艾瑞克森认为她没有嫁给适合的对象，她的丈夫是一个冷淡疏离的人。在病人面前，艾瑞克森面质那个男人未果。然后他建议这位病人离婚，但她坚定地拒绝。艾瑞克森在确认她会是个好妈妈的情况下，要她生小孩！她同意这个提议，数个月之后，治疗成功地划上休止符，他告诫她在她四十多岁的时候，可能会再次需要治疗。

在她四十多岁的时候，这位病人因为再次昏倒，打电话要找艾瑞克森。此时艾瑞克森已经过世，艾瑞克森太太把她转介给我。这位病人面临着成人发展适应的关键期，她的一对子女都已长大成人，进入大学就读。她顿时失去生活的重心（她的子女发挥这样的功能），所以突发性昏厥的问题又出现了。

对病人解析问题的症结是维持自我平衡和寻找生命重心所带来的挣扎，这并不能产生改变。艾瑞克森和我都没有用这样的方式去面质她。

艾瑞克森的治疗让病人二十年间都过着适应良好的生活。他的风格是达到控制症状的目标，或帮助个人克服发展上的问题，然后让病人回归正常生活。艾瑞克森是一位务实的治疗师，除非他真的觉得需要，否则他不会想让病人达到长期性格上的改变。

例四

我有一个视觉研究计划的初步想法，所以我请艾瑞克森帮忙催眠保罗，让他每只眼睛看到不同的色域。然而，他没有办法诱导出这样的效果。

催眠结束后，保罗出去逛街，买了一加仑的牛奶和非常多的牛奶巧克力回来。保罗所买的数量令人吃惊；我们明天就要离开，不可能在我们离开之前食用完所有的牛奶和巧克力。保罗自己也感到困惑，他想不出自己行为的合理解释。

第二天在诊间，艾瑞克森问："保罗昨天离开这里之后，做了什么奇怪的事情？"我们面面相觑！然而，艾瑞克森对保罗的行为并不感到惊讶，事实上他还作了一番解释。在他进行催眠诱导的时候，他一直对保罗提到色彩极化（例如，红色对绿色）。即使保罗一心想要达到这个效果，他却无法做到，但他已经受到了激发，试图去响应这个指令；因为他必须有所回应，所以在潜意识的引导之下，他出门买了一堆黑色和白色的食物。

艾瑞克森了解保罗对于催眠指令高度敏感，知道他的暗示会有某种效果，即使不是当初所预期的结果。

小结

艾瑞克森预测的正确性当然使他更令人信服。除此之外，他也着力实践由来访者的社会关系着手和有效地瓦解不良适应模式的治疗原则。艾瑞克森的治疗并非虚耗名声来炫惑视听；他端出一盘盘鲜美有料的牛肉。

观察艾瑞克森的治疗

我跟诊过几次艾瑞克森对来访者的治疗，这些极富启发性的经验，让我得以直接一窥艾瑞克森治疗的广博。

例一

下面这个例子曾在我另一本书报告过（Zeig, 1985a, p.322）。然而，我最近发现一些我在此次诊疗后所做的笔记，可以增添一些新的面貌（艾瑞克森，私人通信，5/7/74）。

我要求在他早上的一次诊疗中列席，艾瑞克森拒绝我的要求，他说我和他私人执业的来访者一起坐在诊疗室，可能不太恰当。

当天下午，当艾瑞克森在看诊时，我在他办公室隔壁的房间休息。一阵敲门声把我从午觉中唤醒。我开门一看，是一个非常漂亮，但穿着保守的女人，她说艾瑞克森要找我。

我定了定神，走进艾瑞克森的办公室，刚刚那个女人坐在来访者位置的椅子上。

艾瑞克森说他不打算介绍我，要我直接坐下。他问我看见什么，我回答："一个女人。"那女人说："三个人。"她局促不安地玩弄着太阳眼镜，抿着嘴唇。艾瑞克森点出一些事实，她害羞、不安并想要离开这里。当她打算走出去的时候，他抓住她的手要她留下。

艾瑞克森说："'卡西'（化名）刚告诉我，她戴太阳眼镜是要保护自己不受这个充满敌意的世界伤害；但我告诉她，她和我在这里不需要太阳眼镜。"事实上，这个时候太阳眼镜就放在卡西面前的桌上。

艾瑞克森突然话锋一转，问我："她很漂亮吧？"我看着卡西说："对。"卡西问我是不是学心理学的学生，艾瑞克森接着这一点说这是一次特别优惠。他说我是来自加州的一名治疗师。

艾瑞克森接续问道："她的五官很好看吧？"我看着卡西说："对。"

"她的眼睛很漂亮吧？"我看着卡西说："对。"虽然我记得我回答时犹豫了一下。

"她的嘴唇很美吧？"我看着卡西，用哽住的声音说："对。"

艾瑞克森的下一个问题是："她的唇让人想一亲芳泽吧？"我开始浑身冒汗。艾瑞克森在他的椅子上动来动去，似乎越问越起劲，很快地一个问题接着另一个问题，"她的腿很美吧？她穿衣服很得体吧？她会是一个好太太吧？你觉得她是一个理想的对象吧？"

艾瑞克森用连珠炮的赞美把她淹没。他说由她撅起的双唇，他知道她会接受这些赞美。

我紧张不已。我记得我当时想："她被催眠了吗？我被催眠了吗？她是病人吗？我是病人吗？这一切的目的是什么？他在帮我相亲吗？"

艾瑞克森告诉她，他有两个亲戚叫卡西，她是他认识的第三个卡西。他想要建立归属感，减少她将他视为威胁的可能。

他要求她郑重地答应搬到凤凰城来，离开她跋扈的母亲。病人点头，答应在她处理完生意的事情后她会搬家。他之前已经植入了这个想法，她可以把生意交给经理人来处理。他说如果卡西搬到凤凰城，他会处理她跋扈的母亲，他不会让她母亲影响到治疗。

艾瑞克森继续用轻松的态度让她做出更多承诺。他问："你下一次什么时候来治疗？"她说："七号。"他问："哪个月？"她说："六月。"他又问："哪一年？"她说："1974年。"然后他要她从头到尾说一遍。她说她会照他的要求去做。

艾瑞克森问我觉得我的表亲艾伦或是他的女儿克莉丝提是否能够当她的朋友。他指出我没注意到的一点，她单身，她没有戴结婚戒指。

这名来访者事实上话不多，但艾瑞克森不管言辞上或肢体上的语言都相当丰富。当他在赞美她时，他的身体在轮椅上不停地前后摆动。他并不是真正在做治疗；他以私人的、自然的态度来面对她，有点像想保护她的父亲。他的态度热切又充满关心。

突然艾瑞克森太太出现，把艾瑞克森推出办公室，留我和卡西两个人在里面。和卡西道别后，我锁好艾瑞克森的办公室。几分钟之后，有人敲门，开门一看是卡西。她很窘迫地冲口说出："我忘了带走太阳眼镜。"当然她的太阳眼镜还乖乖躺在刚刚她放的桌边。

在卡西带走她的太阳眼镜后，我到大厅找艾瑞克森，想要告诉他这个"意外的收获"，心想这件事应该会让他很开心。但他说他已经预料到她的反应，事实上是他预埋了伏笔。

卡西进到办公室时戴着太阳眼镜，当他建议和他在一起时不需要戴太阳眼镜，她把它放在桌上。然后他和她谈其他的事情。在谈话的过程中，他散布着暗示的信息，随意地看着太阳眼镜，对卡西说："你知道人有多容易忘掉东西。例如，你一定曾经有过几次忘了拿皮包的经验。"然后他又回到先前的话题。艾瑞克森自然散布技巧的成果是卡西忘了拿她的太阳眼镜。

艾瑞克森显然很高兴卡西的反应。他解释："她的潜意识开始相信我了。"他说在治疗的过程里，他运用我对卡西工作，因为她有一个几近妄想的信念，她一定有某些可观察到的问题。她成长在一个她的女性特征受到鄙夷的家庭，她对于显露自己的女性特质心怀畏惧。艾瑞克森希望透过他的治疗，卡西能学会在一个男人面前自在地接受另一个男人的赞美。通过这个经历，她能更进一步地对于自己的女性特质有良好的适应。至于我的部分，我了解到自己面对压力的承受度。

就我所知，在卡西忘记带走太阳眼镜的事情上，艾瑞克森并没有告诉她那是她对他先前间接散布的暗示及自然失忆指令的反应。我也很确信艾瑞克森没有对卡西解析她的反应行为。

例二

一个年轻女子深受体重大幅度变化的困扰。当她在学校时，她的体重就会增加，但当她一回到家，体重就会减轻。（这个案例详细记载于Rosen, 1982a, p. 145）

艾瑞克森对我解释她的行为，他说她在家里必须是一个"小女孩"。我问他会不会将刚刚的解释告诉来访者，他很肯定地说："不会。"他希望她改变适应模式，但他不认为这样的解释有助于她的改变。

在这个诊疗过程，我观察到一些没有记载在罗森（Rosen）书上的情况，艾瑞克森还额外地处理了考试焦虑的问题，他说了几个故事，暗示她如果让自己保持在安静、舒服和放松的状态，她就能表现得更好。

催眠大师艾瑞克森和他的催眠疗法

当她由催眠状态醒来时，艾瑞克森间接地要她让潜意识闭上她的眼睛。当她迟疑，他解释她的抗拒是来自于内在，而不是针对他。他之后告诉我，如果她跟着他的暗示，那她就必须承认她的身体没有问题，而是她自己拒绝响应。

例三

在催眠诱导之后，艾瑞克森抬头看着那个价值观相当负面的女人。他引起她的注意，强调说："当你看一座花园的时候，你可以选择去看花，也可以选择去看杂草。"这种建议正面价值观的做法，令来访者留下难以磨灭的印象。这个比喻持续地冲击着我，我曾将将它有效用在许多来访者身上。

在陈述一些艾瑞克森偏好的促发改变的做法之后，我将在下一章呈现1973年12月我第一次和艾瑞克森见面时的会谈逐字稿，于此读者将能够学习到艾瑞克森的实际做法，不仅是他做法中的微观剖面，而且是与时俱进的全面历程。正如读者将会看到的，艾瑞克森的常识性建议，通过戏剧化的轶事和家庭故事的述说，呈现他不直击要害的做法。

第四章

米尔顿·艾瑞克森会谈实录

本章呈现了萨德首次求教于艾瑞克森的会谈逐字稿，其中艾瑞克森谈论了许多先前未发表过的案例，为艾瑞克森的想法和技术 提供了全面历程的洞察。

为了呈现有效的、多层次的治疗沟通，以及艾瑞克森对于新手治疗师个人化的训练方式，我在本章详列1973年12月3日、4日和5日期间，我首次和艾瑞克森会谈的逐字稿。当时我刚拿到临床心理学硕士，在一间收治严重精神疾病患者的留院治疗中心工作。为了提供读者会谈相关的背景，在呈现逐字稿之前，我要从头说起和艾瑞克森初次会面的情形（Zeig,1980a,p. 19—20)。

我第一次和他见面的情况不太寻常，大概晚上十点半的时候，我到艾瑞克森家，萝西安娜在门口迎接我，她向屋内的艾瑞克森医生挥手示意，把我介绍给她的父亲认识，当时艾瑞克森坐在门边左侧看电视，她说："这是我爸爸艾瑞克森医生。"他缓慢、机械地逐步抬起他的头，当他的头抬到水平位置时，他同样缓慢、机械地逐步将头转向我，当他和我的视线交接，他怔怔地看着我，又用同样缓慢、机械的逐步动作，视线从我的身体中线往下移。光说我很惊讶这种"打招呼"的方式，还不足以形容当时我内心的震惊，从来没有人用这种方式跟我"打招呼"，有一段时间我整个人愣在那里，动弹不得，我不知道该有什么反应。然后萝西安娜带我参观其他的房间，告诉我她爸爸喜欢恶作剧。

然而，艾瑞克森的表现并不是恶作剧，那是一次完美的非语言催眠诱导，所有诱导催眠状态的策略，都呈现在他对我表现的非语言动作当中。他用困惑来打乱我意识的正常运作，我期待他会跟我握手，并说声"哈罗"。现在我彻底丧失了反应能力。我无法依靠习惯的运作模式。艾瑞克森不仅使用瓦解习惯运作模式的做法，他同时也建立新的反应模式。他模仿出催眠现象，希望我能去体验它，例如，当来访者做手臂悬空动作时，他们会表现出逐步僵化的移动，他的动作也抓住了我的注意力，这是催眠的特征之一。然后，当他往下看（look down)我的身体中线，他是在暗示我"进去里面"，要我实际地体验催眠。

艾瑞克森向我示范了他的沟通功力。

催眠大师艾瑞克森和他的催眠疗法

第一天
1973年12月3日

第二天早上，艾瑞克森坐在轮椅上，由艾瑞克森太太将他推进会客室，他一语不发，也没有任何的视线接触，他费力地把自己由轮椅移到他的办公座位上。我问他是不是可以录音，他点头答应，但没有看我，然后他开始以缓慢、有节奏的方式对着地板说话❶：

艾瑞克森（以下称艾）：希望你没有被满屋子的紫色**吓到**了……

萨德（以下称萨）：嗯。

艾：我是部分色盲。

萨：我知道。

艾：而这个紫色电话……是四个研究生送的礼物。

萨：嗯。

艾：其中两个认为他们的主修会不过……其中两个认为他们副修……会不过。认为他们主修会不过的两个，却过了……他们的副修……也都过了。认为他们主修会过、副修会不过的两个……主修没过，而副修却过了。换句话说，他们选择了我提供的协助。**(艾瑞克森第一次定睛地看着**

---

❶ 艾瑞克森的话几乎是未经修改的逐字呈现；只有少部分为了便于阅读在文法上稍作修饰。他的表达相当
精确。

萨德。)

这则简短的轶事是绝佳的沟通范例，事实上它包含着多重信息，运用自然困惑的方式来进行催眠。这次的催眠效果之一是我对它完全失忆！（关于艾瑞克森方法的详细叙述及我的反应，参见Zeig，1980a。）

艾瑞克森首次的心理治疗实验

艾：关于心理治疗，大多数的治疗师忽略了一个基本的考虑：人并非单由行为所组成，还包括认知和情绪，而且人在情绪上会抗拒他的理智。没有两个人会有完全相同的想法，但是所有人都会抗拒想法，无论是由于精神病的因素或是个人切身问题的因素。当你了解到人如何抗拒理智的想法和人有多么情绪化，你会理解心理治疗的首要之务，不是去强迫人改变他们的念头；相反的，你要跟随他们的念头，用缓慢的步调来改变它，创造出有利于改变的情境，让他们愿意改变自己的思想。

我想我第一次真正的心理治疗实验开始于1930年。当时在马萨诸塞州乌斯特州立医院（Worcester State Hospital）的一位病人要求关在自己的房间里，他既焦虑又害怕，他花了很多时间用细绳层层缠裹房间里的窗棂。他知道他的敌人会进来杀了他，而窗户是唯一的入口，窗户的细铁条对他而言似乎太过脆弱，所以他用细绳来补强。

我进到房间里，帮他用细绳补强铁窗户的横杆，如此一来，我发现地板有几个裂缝，建议他这些裂缝应该用报纸来填塞，这样一来就绝无（他的敌人逮到他的）可能，然后我又发现靠近门边的一些裂缝也应该用报纸来填塞。渐渐地，我让他了解到这间房间只是病房里的许多房间之一，让他接受护理人员成为他防御体系的一部分来协同抗敌；然后整个医院也纳入他的防御体系，然后马萨诸塞州精神健康理事会（Board of Mental Health of Massachusetts）也是防御体系的一部分，再来是警察系统和官员；然后我再将防御体系的范围扩大到邻州，最后我让全美都成为他防御体系的一部分，这样一来他就不用再将自己深锁在房内，因为他有了绵密深远的防御网。

他宣称他的敌人要来杀他，我并不打算矫正他精神病的想法，我只想告诉他，有数不尽的人会来保护他。结果是：这个病人能够享受他在医院里自由活动的权利，惬意地漫步在医院周围的庭院，他停止了疯狂的奋战。最后他在医院的实习商店里工作，不再是个令医院头痛的人物……❶

不对病人预设立场

艾：我下一个学到的重要功课是……对病人预设立场是彻底的错误。

大约在1900年前后，吉米（Jimmy)被送来州立医院。如果我没记错的话，他的诊断是长期的智能退化，他是一位精神分裂症患者，像植物人一样无知无觉，像个游魂。他整天只会呆坐着和吃东西；好不容易才学会自己上厕所。他住进医院的时候大概是30岁，被允许在医院周围自由活动，所以经常可以看到他在医院的庭园里捡树枝和树叶。我记得（有人发现他拿着）被卡车碾过、早已风干的癫蛤蟆尸体；每天晚上护理人员都会从他的口袋里清出一堆垃圾。他很少说话，对任何事情都不感兴趣，他整天只吃饭、睡觉、用垃圾填满口袋，当口袋里的宝物被清光的时候，他也不吵不闹。

有一天我刚从波士顿回来，整个医院乱作一团，医院病房里有几间房间失火了，有两名护理人员和40位病人被困在里面，两名护理人员已经被大火吓得失去理智。面对这样紧急的情况，吉米突然脱胎换骨，他告诉一位护理人员："把所有的病人都叫来。由侧门把他们带出去，然后数人头。当你确定所有人都到齐了，把他们带到院子里的树旁，看着他们，不要让他们乱跑。"

他对另外一位护理人员说："现在，给我你的钥匙，跟我来。"接

---

❶ 这里逐字稿的后半段曾被当成症状处方的案例，发表在期刊[Zeig, 1980b]当中，其余部分都未出版。

着，吉米检查每一间房间，看还有没有人躲在床下，仔细检查之后，他把房门锁上；他没有漏掉任何一个可能躲人的角落。在彻底检查完整个病房之后，他带着那名吓坏的护理人员出来，要他帮同事看着病人。然后，他一个人到处闲晃，开始捡树枝、树叶和其他的垃圾。

当我从波士顿回来时，火灾警铃才刚停。这场火没有造成很大的损害，病人被带回病房里，吉米也进来了，坐在他经常待的那个角落里，就像我这几个月以来所看到的吉米，一点也没变。我问他到底发生了什么事，他认为应该是有事发生了，他不确定所发生的事；我问他检查房间和他指挥大家的事，他真的不知道发生了什么事。那两名吓坏的护理人员非常困窘地向我报告刚刚发生的状况，有几个现实感不错的病人，证实了他们报告中那个临危不乱的吉米确实存在过，那两名护理人员感到相当尴尬，一位被诊断为长期智能退化的30岁住院病人吉米，刚刚竟然比他们更有应变能力。

所以当你面对精神疾患的病人时，你真的不知道你所处理的是什么。

运用对方的参考架构

艾瑞克森故意在一开头就说这两位严重精神疾患病人的例子，他知道我对于精神分裂症感兴趣。在我写给他的第一封信里，我提到我在一间收容长期精神病患的留院治疗中心工作，也寄给他一篇我写的关于幻听的文章草稿（Zeig, 1974）。一如他惯于用病人的参考架构来进行沟通的指导原则，艾瑞克森是用我所熟悉的经验语言在说话，在我所感兴趣的领域里给我一些指导，间接地建立彼此的共通性。

值得留意的是，艾瑞克森对我所知有限，他也没有问我任何问题，他比我更主动积极地发言，他的做法逼得我不停地消化他丢给我的材料。艾瑞克森说了许多故事，通过我的反应来了解我，他随着我的反应来调整谈话的方向，他并不需要依赖我的语言反应来判断；相反，他只需要透过我细微的、潜意识的反应，

催眠大师艾瑞克森和他的催眠疗法

就能决定他的谈话目标。

艾瑞克森的主要目标是指导我心理治疗的艺术，同时，他也希望帮助我的个人成长；这些目标并没有以清楚明白的契约陈述，然而却不难理解。这整个暧昧不明状况的结果是我有点困惑(但没有不适）。因为我没有任何的预设立场，改变对我而言会比较容易。

艾瑞克森的沟通还有另外一个模式。当他说那个精神病人用绳子缠铁条的例子时，他不仅在说明情况，也同时揭示了心理治疗的原则。例如，这个例子里隐含着下面的概念：一、对病人不要有先入为主观念的必要性；二、渐进改变的重要；三、以病人的价值体系来与其沟通；四、创造有利病人改变想 法的情境，让他们理解到他们自身即具有改变的力量。

在另一个例子中（吉米），他同样包装了这个概念，治疗师应该由病人的世界观来理解他们，而不是由预设的观点。

为了达到预期的结果，艾瑞克森通常会采用三步骤的轶事述说法，第一，当呈现一个例子时，会将所欲呈现的概念，用一般的措词在开场白中表述；第二，接着一定有一个或数个戏剧化的个案研究来当例证（之前两则轶事都是案例的片断，这不是一般的情况。特别在艾瑞克森的晚年，他常说的故事内容都和他治疗成功的案例或有趣的生活事件有关。以一般惯例来说，他很少说他治疗介入的方法，除非这个方法很成功。）；第三，最后艾瑞克森会总结他的谈话，精辟地阐述他所强调的观念。这三步骤的模式会在这份逐字稿中反复出现。

艾瑞克森表达其要点的时间长短是由我的反应来决定，他似乎是借由观察我的细微线索，来判断我是否"抓住"他的重点，以决定要不要进到下一个要点；如果我还不能理解他的要点，那他将会有进一步的阐述，并再举几个案例来证明。

请留意，在每个步骤进行的过程当中，他都刻意留下一些模

95

糊地带，例如，概念通常会以"不直击要害"的方式呈现，我必须要自己反刍才能抓到他的要点，也因为我要费一番工夫才能领会他的概念，让整个学习情境更加生动。

黛安的例子

艾：好，为了要了解心理治疗的问题，首先你应该试着学会听懂来访者在对你说什么、他们如何表达他们的问题，他们真正的意思是什么。心理治疗长期以来受到许多精彩理论架构的局限，到目前为止，这些理论对于促进心理治疗之于来访者自身处境的贡献，可说是乏善可陈。与此相反，一个理论概念主体被建构的目的，就是企图使来访者就范于那张波卡斯特床。

那么，你知道我指的波卡斯特床的意思吗？

萨：我知道一点。

艾：它的意思是指希腊神话中波卡斯特的床，旅人们有一张床可以过夜，那些身体长过床的人，超出床边的部分会被砍掉；那些身体比床短的人，会被拉长到与床等齐。

那么，我要拿一些打字的文章让你读，我的秘书记录下这些对话。我指示一位主管护士，当有一个多话、吵闹以棘手的来访者住进医院时，要让我知道。我秘书的速记能力很强，无论来访者说什么，她都能像法院书记官一样很快地把它记下来。

在我将拿给你看的三个个案当中，她记录了其中两名来访者的谈话。第三名病人的丈夫有一天早上打电话给我，当时是第二次世界大战期间，我本人刚好在士兵征召委员会，他告诉我部队给他60天的假，让他带太太看精神科医生，所以他打了那通电话给我。他的假期将于第二天早上八点结束，他希望我当天下午六点能见他太太，因为他刚好带他太太在附近看另一个医生。

催眠大师艾瑞克森和他的催眠疗法

96

当时，我迫不及待地想见那个来访者，我心想这应该会是个有趣的案例，所以我在六点见他们夫妇，那个女人说了三句话，我回答说："这位太太，我不知道有任何一个人，让我恨到想要把你转介给他做心理治疗。"当时是三月。

这个女人在上次被我拒绝后的反应是：她在下一次的医院探访日又出现了。我要秘书让黛安(全是化名）在椅子上坐下来，我告诉她："不要跟她说话，不要听她说话，让她自己说话，确定你不要跟她说任何一句话。"如果那个时候我刚好在办公室，我也不会说话。她接连几个医院探访日都来，花上一两个小时待在我的办公室里，跟我说她的孩子尼齐和乔安妮。我从来没有答话，只是聆听，我知道乔安妮是女孩子的名字，尼齐可能是男孩或女孩的名字。提到乔安妮时她会用"她"或"她的"；当要谈到尼齐的事时，她开头会说："尼齐。"然后她会说："尼齐玩东西，尼齐做了这事，尼齐做了那事。尼齐吃早餐。尼齐学了新东西。尼齐和她一起去公园。"

有一天我接到一通护士长打来的电话，她说我们有一个名叫黛安的新病人，话说个不停，她接着说："黛安现在正在办住院手续。"

我找了一位精明干练的精神科住院医生，告诉他我有一名新病人住进病房，我要指派他当她的主治大夫，因为我想这个案例对他会是个最好的学习经验。我给了他一些指示，要他去拿半打或一打削好的铅笔和一叠空白纸张，交给一位护士。他要安排一张桌子给黛安，告诉她他是她的治疗师，要她写下个人生平。他也要安排一个护士待在桌边，每当黛安写满一张纸的时候，就把那张纸拿过来留着，不让黛安做任何改动、修饰、涂抹、调整或任何改变。

黛安在一个闷热而潮湿的午后，以双行间距的格式写满了37张打字纸，并且她是奋笔疾书地一路写下来。她写的东西交到我的秘书手上，我要她打好字后锁在一个特别的抽屉里，她是唯一有钥匙的人。"我并不想知道她写了什么，而我也不希望其他人知道。"

97

当这个住院医生第二天看到这名病人时，他很高兴眼前看到的病人，他说她是最有魅力的病人，主动积极地寻求心理治疗，而他的治疗成效也相当不错。他在礼拜一第一次治疗她，到了礼拜六他几乎快哭出来了，因为他犯了一些愚蠢的错误，让她退回住院当初的状态。

我告诉他每个人都会犯错，不要放在心上，但要继续努力，看他是否能弥补他的错误。在接下来的两个礼拜，这个住院医生意气风发，黛安对治疗的反应极佳，他为了要和黛安工作，甚至放弃了礼拜天的休假。两个礼拜之后，他又几乎到了涕泗纵横的边缘。他再次犯了愚蠢的错误，让黛安退化到当初入院的状态。三个月期间，他一再地犯错，黛安总是能从跌入的谷底爬起，又继续进步。

在三个月快结束时，他又犯了另一个严重的错误，让她退回当初的状态。他来找我，说："我知道我可以犯错，但没有人会犯这么多像我对黛安犯下的错，没有人会犯这么多的错误，但我犯了。请你告诉我，到底是哪里出了问题？我的治疗就像在玩溜溜球，一直摇摆不定。"所以我带他到我的办公室，告诉我的秘书："把黛安写的自传拿来。"我把它交给他，要他读完它，告诉我他能为黛安的治疗做些什么。我告诉他黛安在三月的某天对我说了三句话，我回她说："我不知道有任何一个人，让我恨到想要把你转介给他做心理治疗。"我也告诉他，黛安如何在每个医院的探访日都来谈话，经常对我的秘书或我提到关于尼齐和乔安妮的事。

艾：（对着萨德）我会给你那个个案记录。❶

如果你读了第一段，你会知道关于黛安的一切；如果你读了第二段，你不止会知道一切，还会找到证据；如果你读了第三段，你不止对黛安整个人生和相关佐证有全盘的了解，还会了解她的做法；而第四段将会证实

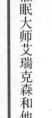

催眠大师艾瑞克森和他的催眠疗法

---

❶ 参阅附录一：详载第一段和最后一段由病人所写的自传。整份37页的文件存放在艾瑞克森基 金会（Erickson Foundation）的档案数据库。

所有的一切。

我要问你的问题是："她最后一页写了什么？"不要偷看，你自己去想出来，因为你已经读过了前面四段，你应该确实地知道打字稿的最后一页写了些什么。（艾瑞克森给了萨德额外的两份个案记录。）

聆听病人真正的声音

接下来这里给你的是——我叫它们速记图（stenograms），因为我的秘书是用速记打字机打出夏娃·帕顿（Eva Parton)的记录❶，当然，你所有必须读的部分，第一段作为诊断的参考，第二段用来判断她的职业，最后一段用来判断她的年纪。在你读完第二页之后，你会有所有需要的证据，用来确认她的诊断、年纪、职业，并且了解她生命里的重大事件。

第三个速记图是关于米莉·帕顿（Millie Parton）❷(和夏娃·帕顿没有亲戚关系）。你读第一页和第二页，你应该要知道米莉已经告诉你的所有事情。

你应该了解事情的全貌，如果你想的话，你可以继续读完整份文件，你会知道她已经告诉过你的所有事情。当然，你会知道她的诊断，你也能够证明自己有能力了解你所读的东西。❸

我有一个病人12点会来，你可以在她来的时候，自己花时间读这些数据。当我看诊的时候，你可以先看夏娃·帕顿的前两页记录，米莉·帕顿的部分你就读自己感兴趣的段落，还有黛安的第一页。然后在1

---

❶ 参阅附录二：详载整份四页的逐字稿。

❷ 参阅附录三：详载前四页的逐字稿。整份十页的逐字稿存放在艾瑞克森基金会的档案数据库。

❸ 为了使读者从接下来的对谈内容中有更丰富的收获，建议先行研读附录的逐字稿，并试着回答艾瑞克森的问题，再继续读之后的内容。

点的时候，我会抽问你，看你是否真的读懂这些数据，因为大部分的人都不知道如何去读懂数据，他们也不知道如何去听懂别人的话。人们有一种倾向，只听他们想听的，只想他们愿意想的，只了解他们想要了解的，而不是去了解病人所说或所写的内容。他们试图将他们所听或所读的内容，放入自己的经验框架中理解，但这不是进行心理治疗的方法。你要真正听懂**病人**，你要真正了解**病人**。

好，我打断一下，我不知道你想从我这里学到什么，但我不 希望当你离开这里之后，还对沟通到底是怎么一回事毫无所悉，也不了解人类的思考和反应的历程，他们的行为模式，以及他们如何觉察到自己思考切身问题和周遭世界的历程。

这三个都是很好的教学案例。我之前会要我精神科的住院医生研读这些逐字稿，直到他们能进到隔离病房听一位心理失常、多话的病人说话，听完出来后能做出正确的诊断为止。当然，并不是每位住院医生都能做到，有时候他们要花上好几个月的时间，才能真正理解他们所听到的内容，和他们当时应该立刻解读的角度。但那是个愉快的教学经验，也是个愉快的学习经验。

那么，当我离开办公室之后，欢迎你随意参观。因为我身体的因素，我无法给你太多的时间。我一天只看一两个病人，特别是有趣的病人——那些我认为能用最小的力气来帮助的病人。我今天有一个病人，明天有两个。

今天要来的病人在她自己不知情的状况下，已经向我透露其实她还不想解决自身问题的信息，她并不想知道自己想要解决它，她也不想知道她不想要解决它。她已经暗示我（**在解决问题之前**）她还需要一段时间，但是那段时间应该多长，她还没有让我知道。我知道她裹足不前的一些原因，但她错误地解读了那些原因。我之前让恩尼斯特·罗西医生看过这个病人，让他看看她现在并不想解决问题的一些特征，她知道自己的问题在哪里，也知道她会克服它，但她并不知道她需要多少复原的

100

时间；而那些她并不想知道的事，其实早已昭然若揭。

我想我明天会有两个新病人进来，如果病人来了，我会让你看我做治疗，我会让你来看。但大部分精神疾患的病人不会在陌生人面前谈自己的问题。

艾：好了，那么你有没有什么问题呢？

萨：喔，刚刚你提到的那个案例——你待会儿要见的那个女人，她是什么病——她的主诉问题是什么？

艾：她说她有飞行恐惧症。

萨：有何征兆显示她并不想放弃她的恐惧症？

艾：你有铅笔吗？

萨：我有钢笔。

（艾瑞克森在一张纸上画了三条线，一条垂直线、一条水平线和一条斜线。）

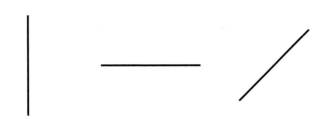

艾：你看得懂吗？**（停顿）**好，垂直线代表"是"。

萨：嗯。

艾：水平线代表"否"。

萨：嗯。

艾：病人并不需要知道他们是在催眠状态中，最好的状况是让他们认为自己并没有被催眠。你为什么要和他们争辩这个问题？只要你知道他们是在催眠状态中，那就够了。

当时我怀疑自己进入催眠的能力，或许艾瑞克森看出这点，间接提醒我：之前我对他的自然困惑催眠诱导反应很好。

观察隐微动作

艾：当你针对一个争议性的题目发表演说，演说的过程中，你留意听众的反应，你会看到有人这样做（**点头**），也会看到有人这样做（**摇他们的头**）。演说结束之后，你留了一段时间让听众问问题，你点了其中一个（**点头的听众**），问他觉得你的论点如何，他会很温暖地支持你的观点。然后你再点另一个（**点头的听众**）、第三个、第四个。然后你点一个把头这样摆的听众（**摇他的头**），他会很保留地陈述他的看法。接着你点另一个（**点头的听众**），然后你再点另一个（**摇头的听众**），他甚至会更生怯地表达他的质疑。但是听众群里没有人知道个中玄妙，因为听众们并没有看到演讲。

萨：他们不知道怎么回事？

艾：是的，因为他们是在听演讲。他们认为每个人都同意你的观点，似乎没有人是真正反对。

好，"我不知道"不是"是"，也不是"否"它是这样(**艾瑞克森笑着把头倾斜一边**)。当他们这样斜着头的时候，表示他们不知道，所以你可以挑点头者或摇头者来回答，而你知道自己该挑哪一个人。

艾瑞克森很戏剧化地呈现关于隐微线索的信息，用很有力量的轶事来阐述这个要点；结果是，这些简单的概念顿时鲜活了起来，在我脑海里留下深刻而不可磨灭的印记。

艾：在进行团体催眠诱导的时候，你用你的眼睛——你留意正在发生的状况，因为很少人会意识到他们一直在点头。

萨：太棒了。

艾：（笑）。同样的，可以从那个女病人身上看出，当她在说她的恐惧症的时候，她用这种方式谈她的恐惧症（**摇她的头说否**），和这种方式（**把她的头摆在"我不知道"的位置**）。我可以看出她用隐微的动作告诉我她真正关心的事，因为大的动作我们自己会知道，但我们不会意识到自己表现出来的隐微动作。

　　所以你很谨慎地问问题，然后观察病人隐微动作的反应。当病人警觉着不去背叛自己时，你已经从隐微的动作里看到真貌；他们是在对你说悄悄话，而不是对他们自己，潜意识有它自己的运作方式。

　　意识上我们会思考，也知道我们目前身在何处，今天是哪一天，哪一个星期，哪一个月和哪一年，但我们真的不知道潜意识里发生了什么事。

　　你有很多和人会面的经验，但压根儿也想不到任何不喜欢其中某些人的原因，你可能需要花上几个月的时间去理出头绪，你为什么因为某件小事而不喜欢他们，我们在文化的濡染之下，学会不去揭露某些事情，我们学到不应该去表现某些行为；将事情潜抑并保留在潜意识的倾向，这是人类行为的特征。这是一个优点，因为意识状态本来就该导向当前的状态。

　　现在你能专注地听我说话，而不受暖炉间续的开关声影响，你不需要去注意那个外在的刺激源。你意识上不需要注意到房间里的书架、档案柜，和整个房间到处都是紫色的东西；但是意识上你不能不去留意录音机、书桌、信封、坐垫和我的位置。你有多重的注意焦点，在催眠过程当中，你只是减少受试者注意焦点的数目，直到你的受试者只剩单一的注意焦点；而单一焦点能够很简单地锁定，因为在催眠过程里，病人眼睛睁着能听到你说话，但是他们不需要看到你才能听到你说话，也不需要在意识上听到你才能懂得你的话，所以只要将他们的注意力焦点锁定在你的声音和你话语的意义上。

103

除了谈论催眠的本质之外，最后的段落实质上是另一次自然催眠诱导。请留意艾瑞克森如何引导我的注意力，并使用模糊不清的代名词来呈现暗示指令，例如，"在催眠过程当中，**你**只是减少受试者注意焦点的数目。"

（电话铃声响起，艾瑞克森接起电话。电话是他儿子罗伯·艾瑞克森 [Robert Erickson] 打来的）

艾：好，观察这件事：我训练的一部分是去看见事情的真相，而我们的文化训练我的一部分是去忽略一些事情。你会忽略别人跟你说话时的发音错误；你宁愿不去看别人领带上的蛋渍；当一个人对另一个人说话的时候，你不会去提醒他的衣服没有扣好，你会忽略很多事情。

我训练自己去看许多关于病人和人们的事情。当我在社交场合和人们会面时，我会关掉自己的注意力，因为我在他们身上所看见的事情完全不关我的事。当他们以病人的身份来到我面前，我能看到很多关于他们的事，因为病人会告诉你许多可怕的谎言。

我不知道我给过这个女人多少次机会，让她告诉我她的手提袋里有一瓶威士忌——也就是承认她自己有酒瘾，她一直不愿告诉我。

（电话声响起，艾瑞克森和底特律的一位治疗师通话，他同意看这位治疗师转诊的一位病人）

艾：既然这位女士对我隐匿这个信息，最后我必须请她让我看她的驾照，因为我相信她的焦虑有一部分是来自于她的驾照快过期的问题。她拿出驾照让我看，我指出她只剩一个星期去考试，我问她是否打算去考，以及到底是什么事情让她犹豫不决，唯有如此她才会告诉我她有酒瘾。但她之前已经告诉过我很多个人隐私，连她自己都不相信她竟然会告诉其他人，其中有一点令我大吃一惊，我通过注意到她自我揭露的一个非言语信息得知，甚至连她自己都不知道这一点。

这个关于恐惧症女人的故事触发了我许多的想法，我揣想自己刚刚泄露了哪些非语言信息，和我自己有什么"隐而不宣"的问题。

艾：那么，我们来谈非言语沟通。在第二次大战期间，我在士兵征召委员会工作，我从底特律的韦恩郡总医院搭公交车去上班。有一天下午，在回韦恩郡总医院的车上，我坐在靠窗的位置，有一个年轻男子上车，在我旁边坐下来，我们两个都没有说话。公交车沿着利佛诺斯大道（Livernois Avenue）一路开下去，一直开到亨利·福特（Henry Ford）的苹果园。

很奇特地，我注意到那年轻人的眼珠，我注意到他的眼珠打量着苹果园的长度、苹果园的宽度，和蒲式耳（bushel）苹果篮子的数目，摘果工人摆了很多篮子在靠近公路旁的果园底下。这个年轻人喃喃自语说："中等好。"那是对农作物的评价，不可能是其他的意思。

我问："你在哪里的农场长大？"只有农场孩子会有这种评价农作物的知识，问出刚才的问题，他答道："弗吉尼亚。"然后他的潜意识注意到我问了一个农场孩子会问的问题，他说："你在哪里的农场长大？"我说："威斯康星。"然后对话就结束了。他从来都没有想到要问我——是怎么知道要问他那个问题。

（在这个时候艾瑞克森停止了会谈，他拿给萨德那三份逐字稿，接着去看他12点的病人。会谈继续。）

艾瑞克森的分析——夏娃·帕顿

艾：夏娃·帕顿的资料你读了多少？

萨：夏娃的资料我全读完了。

艾：很好，那米莉·帕顿的呢？

萨：我大概读了五六页，然后我读了黛安部分的前两页。

艾：很好。首先，你对夏娃·帕顿有什么想法？（**参阅附录二**）

105

萨：嗯，她似乎很保护她自己，她说她提供机会让人问问题，但她并没有真正给人机会问问题。所以我看见她在某些方面相当保护她自己。我正在思考其中一点，她可能是害怕……

艾：（**同时说话**）她告诉了你什么？

萨：她告诉我什么？嗯。

艾：嗯。

萨：我所了解的是她对自己目前的生活现状并没有清楚的理解。（**对艾瑞克森说话**）你不是在问我分析性的描述。这对我而言很困难，因为我在找分析性的描述。

艾：我能做个总结：她什么也没说。

萨：（笑）

艾：一点也没说。你没有看出来，你是在分析一堆空白。

萨：（笑）

艾："你只要问问题，我会负责回答。"那是两个正向的说法。"不要告诉我你连这个都不知道。"那是两个负向的说法。

萨：没错。

艾："我今年32岁，或者说我应该算是32岁。"

萨：嗯。

艾："应该算是"和"我今年32岁"相互矛盾。

　　"我在1912年6月16日出生于密苏里州的何克连（化名），那是一个小镇——闲话越过后院的篱笆到邻居家里就像洗碗水一样——就像喂猪吃的洗碗水。"

催眠大师艾瑞克森和他的催眠疗法

这段叙述什么也没提到，不是吗？

萨：没有。

艾：你甚至不知道那到底是不是个镇。（笑）

"两条腿的母狗和毒蛇住在人的躯体里。"蛇并没有住在人的身体里，你听过任何蛇住在人的身体里吗？她什么也没告诉你。至于两条腿的母狗，那是什么意思？她没有告诉你那一个两条腿的母狗——他们是谁？

萨：我想或许她是指男人和女人。

艾："有很多人我不喜欢。"好，你可以说这是一正一反的说法。

"其中一个是抚养我的小姐。"

没有小姐会抚养，一个小姐只会饲养（**No lady raises—a lady rears)**，所以她不是小姐。（**艾瑞克森笑**）

萨：嗯。

艾："我崇拜那个养我的男人，他像百合花一样白，他的头发和渡鸦一样黑。"

所以她提到了黑与白的对立，用"和渡鸦一样黑"来和白产生矛盾。

萨：嗯。

艾：你认为她提到关于某人的某些事，事实上她只提了颜色。

萨：嗯。

艾："他的眼睛跟豹一样黄，但他是一只从来不会改变身上斑点的豹。"

她说崇拜他，但她向你提到关于他最好的一件事是他有黄色的眼睛。黑和白对比，和豹不会改变身上的斑点。（**艾瑞克森笑**）"他是白皮肤，他的妈妈是黑皮肤。"黑与白，再次矛盾。

　　　　"他有一个大哥，主宰着整个家庭，他把他的太太送到疯人院。"
当你把你的太太送到疯人院，你就没有太太。

　　　　"她现在在另一个地方。"和刚才的说法矛盾。

萨：嗯。

艾："他们把病房铺满护垫，所以你就不会撞得头破血流。"另一个矛盾说
　　法。好，她又被送到另一个疯人院。

　　　　"18年前，在他的照料之下，她出院了，一个下流无耻狗娘养的人
　　让她怀孕。"然后她被送回疯人院——矛盾。

　　还有"她的小男孩现在已经18岁"。18岁还能叫小男孩吗？没有人18岁
还是个小男孩。

　　　　"我的弟媳诺玛·可瓦斯基（Norma Kowalski），我同母异父弟
　　弟雅各布·可瓦斯基（Jacob Kowalski)的老婆，现在住在底特律的伯里
　　（Bmile)12345……"

　　听起来像是街号，不是吗？

萨：是。

艾：但你可以说1-2-3-4-5比你给一个真正的街号来得快，例如，3-4-2-8-
　　5。她给了一串她能说得最快的号码。

萨：我懂了。

艾：（读逐字稿的结尾）"圣经上告诉你，一个妓女就是出卖自己身体的人，
　　但我从来没有出卖过我的身体，但当我离开这个地方的时候，我打算要
　　这样做。因为我已经厌倦了这么该死的努力工作，只为了从这个世界里
　　得到我现在的一切，我再也不要工作了。"

　　　　矛盾一个接着一个。她给了我们一堆庞杂却无用的资料。

萨：里面有很多东西可以挑出来解释和分析。

艾：那没有什么关系……

萨：（**同时说话**）留意她创造的平衡。

艾：留意她创造的平衡。

萨：结果是什么都不是。

艾：结果是什么都不是。试图去分析、阐释那些资料是很愚蠢的事。

萨：嗯。

艾：当她从她的躁期痊愈之后——完全痊愈，她写了一封信给我，那个时候她告诉我她的个人资料。

"昨天我烤了一个蛋糕，但我今天没有烤蛋糕。"

萨：同样的情况。

艾：同样的平衡，但却是真实的叙述。没有事情能真正救赎她成为一个人。你说对了一件事，她是在保护自己，不过是用制造噪声的方式保护她自己。

萨：而和像她这样的病人工作的一个要点，就是要尊重他们不愿意自我揭露的意愿。你会如何和她工作？

艾：让她尽情地宣泄："呐喊出来，制造任何你想制造的噪声，你早晚会愿意听我说，然后我可能可以听到你真正的声音。"

萨：不去挑战她的抗拒，给予许多的关心。"当你需要我的时候，我就在这里。"

艾：告诉她："我想要听到你真正的声音，但你可以继续制造任何你想发出的噪声。（**声调变柔和**）或许改天你会听我说话。"那给她瓦解旧模式或接受它的机会。

萨：所有这些噪声的目的，就是让她自己不能听到你说话。

艾：嗯。并且告诉她，她想控制我行为的企图并没有得逞。我可以做任何我想做的事，或许她之后会听进我的话。在没有确认话语意义之前，她无法驳斥我的说法；在没有确认话语意义之前，她无法同意我的说法——无论何种选择，我都让她听到了我的声音。

我将这个概念用在我的一些治疗技术上，美国精神病学会(The American Psychiatric Association)考虑要把我开除会籍。我发表了一篇关于肉体监禁的正面应用，他们取消了同时段的会议来听我发表的文章。朋友们警告我不要发表这篇文章，我还是执意去做。我指出：精神病人经常蜷缩在床褥之间，躲藏在阴暗的角落，他们蜷缩在阴暗的角落，用将自己紧紧包裹的方式来保护自己。我发现我可以让病人穿上约束衣（strait jacket)来满足他们躲藏的需求，我会告诉病人："一旦你觉得舒服了，你只需要叫护士来脱掉约束衣。"

萨：所以你话里的意思是说："我并不想被你的企图所束缚。"

艾：是的，我让我的病人穿上约束衣，大概要花15分钟才能帮病人穿好。当约束衣的带子束紧时，病人会说："现在，你可以把我放出去了。"然后护士就必须帮他脱掉。护士怨恨这件事，但我的病人喜欢。他们知道一有需要，他们就可以要求穿上约束衣，我想这比躲在床褥之间和门后的效果好。

就在夏娃的状况渐渐好转时，艾瑞克森太太和我一直在想名字双关语的问题，什么样的双关语能让你用来取笑艾瑞克森这个名字？我们想不出来。第二天早上，当我在病房的时候，夏娃对我说："艾瑞克森医生，可以给我一根香烟吗？"我说："夏娃，不行。"她说："真是好极了，讨人厌的医生（Dr. Irksome)。"非常好的双关语。（**艾瑞克森笑**）

催眠大师艾瑞克森和他的催眠疗法

萨：嗯。

艾瑞克森的分析——米莉·帕顿

艾：好，刚刚那是你所读的材料里，你并没有读懂的部分。那米莉·帕顿如何……诊断、她的年纪和职业？**（参阅附录三）**

萨：嗯。我不喜欢去给病人贴标签。我会说诊断应该是精神分裂症和妄想症；年纪，我不知道；职业，我不知道。

艾：很好。先不要去管你不喜欢标签这件事，"首先，我在这里并不是一个病人。"她在哪里？

萨：（笑）

艾：她经历着何种不真实感？

萨：嗯。

艾："我在两天前被我的阿姨带来这里，我相信我的阿姨是善意。"没有一个妄想症病人会认为其他人是善意的，所以这里的不真实感是释放善意。

"她认为我需要某种治疗，只是以目前的状况看来，我的头脑还相当清楚。"当你对任何事情头脑还相当清楚，你会有什么样的心理疾病？**（艾瑞克森笑）**

"当我人在纽约市的贝里约（Bellevue)时，他们找到我。过去三年，我一直断断续续地（on and off)住在那里；我应该说大部分时间都不在（mostly off)，因为我丈夫一直都在部队服役……"

好，什么样的病人能这么面无表情地说："我一直断断续续地住在那里；我应该说大部分时间都不在……"她确实不在发作期，这类型的病人叫做僵直型精神分裂症。没有人同意我的看法，直到几个月之后她出现了僵直性的麻木。

111

　　　　"断断续续。"带有一点狡狯的幽默，"大部分时间都不在。"很难解读它真正意思的狡狯幽默。只有僵直性精神分裂症病人才能说出诡诈的幽默，因为他们自我抽离，由戏谑的角度来看一切事物。

萨：嗯。

艾："我的舅舅把我养大，他对我很好。一直到我长大，我在那里都很快乐。然后，我想每个人都会到一个想要有自己的家的年纪，这并没有错，也不是不自然的事，不是吗？"

　　　　在哪个年纪你会说出一个中年人的人生观？

萨：大约是四十多岁吧？

艾：没错，你必须到那个年纪，那是一段中年价值观的叙述，一个中年人的人生观。（**对萨德说**）那么，你能确定了吗？

　　　　"为什么用一个德国名字会有错，我不知道，但似乎每当这个国家面对一场战争，有德国名字的人就要遭殃。"

　　　　所以她大概是身处第一次世界大战期间。

萨：我了解了。

艾：（**笑**）好，在同一页里，绝对有她职业的证据。

萨：有吗？

艾：嗯，并且还是一个三个字母的词。

萨：三个字母？

艾：先用几个词来表达，然后用一个三个字母的词来证实。

（萨德停了很久在研究内容）

萨：好，我放弃了。

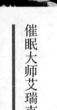

催眠大师艾瑞克森和他的催眠疗法

艾：她是这个世界的女人。

萨：这个世界的女人？你是指一个妓女。

艾：是。（笑）"而克莉丝也一直在这个世界打滚。"

　　当亨利哈德森饭店的生意变差的时候，她会到另一间饭店工作。然后她会再搬到另一间饭店。

萨：嗯。

艾：她在饭店工作。（**对萨德说话**）你为什么不了解你所读的？你知道关于黛安的哪些事？（**参阅附录一**）

艾瑞克森的分析——黛安·萧

萨：我在想的其中一件事，是你给的治疗介入相当有效。她似乎一直留意着是否自己能找到一个真正强壮的人——一个她不能操弄的人，一个她不能控制的人。同时，她的愤怒，她一直非常的愤怒，她用一种间接的方式很明显地表现她的愤怒。

艾：那么，你还知道关于黛安的哪些事？

萨：我还要再试一次啊？（笑）

艾：（**暂停**）记住，她曾对我说了三句话——我告诉她，我不知道有任何一个人，让我恨到想要把她转介给他治疗。

萨：那三句话是什么？

艾：嗯，你应该能够自己想出来，你也应该要知道最后一页说了些什么。在第一段里头，她用贬抑口气提到四个人。

萨：嗯。

艾：在下一段里提到些什么？

萨：偷窃。

艾：和一张钢琴椅——用贬抑的口气。

萨：嗯。

艾：钻石坠饰和储钱罐被并列在同一等级谈论，你不会把钻石和储钱罐相提并论；他们不在同样的分类范畴里。还有，她用贬抑的语气提到第五个人。

    (解说第三段) 我们的煤炭多到地下室装不下，以前有人会站在我们家门口诅咒我们。她唯一得到的温暖，是当她表现出"适度的感激"时。

    (从第四段) 而她最早关于她美丽母亲的记忆是什么？

萨：伸手摸她的洋装。

艾：她的洋装——而不是她的母亲。

萨：那是关于洋装的记忆。那是关于她母亲最早的记忆——摸她的洋装。

艾：好。她进到我的办公室说："我头痛得厉害，而你秘书桌上的那一团混乱让我的头痛更严重。而且你心里会想一个医生应该有更像样的家具，任何一个读医学书籍的人都应该知道如何把它们在书架上整齐地陈列。"

萨：每句话都尖酸刻薄。

艾：每句话都尖酸刻薄。而可怜的亚历士在帮她做心理治疗，她把他当成溜溜球玩弄在股掌之间；一个礼拜有起色，下一个礼拜就退化，直到他学会他不能犯所有这些错误。

萨：嗯。

艾：在丹尼自己的要求之下，他变成了她的主治大夫。他说："我知道你们这些人的问题出在哪里——你们为什么不替黛安做一次肠胃检查？"我说："可能是因为我们太笨了。"丹尼告诉我们："嗯，我已经替黛安安排了全套的肠胃检查。"

我问道："她什么时候要去照相？"

我们查出她什么时候会照完X光出来，所以当黛安出来的时候，我和亚历士就等在电梯口。她出了电梯，说道："我现在终于有一个像样的医生了。"我说："黛安，那很好。"她走到角落去；我犹豫了一下，然后我们也走到角落去。黛安在饮水机前喝水，喝下的量已经足以毁掉第二次的X光检查，她看着我们说："该死的聪明家伙。"她走进女厕所，我和亚历士都不是绅士——我们也跟着进去，而黛安正在那里用手指猛抠喉头，想要吐掉刚刚的显影剂。

当然，她成功毁了那次一系列的检查，所以丹尼又为她安排了一次全套的检查。他替她照完第一次的X光后，她就从医院逃跑了；两天之后回来。他为她安排了第三次的检查，她第二次逃跑；几天之后回来。他为她安排第四次的检查，这一次他完全限制她的行动，完成了一系列的X光检查。之后她逃离医院，三个月之内都没有回来。（艾瑞克森笑）换句话说，她是个反社会的人，会毁了任何事和任何人。

萨：最后一页写了些什么？

艾：你猜不到吗？

萨：猜不到。

艾：我要亚历士指派一名护理人员待在桌边，拿一打铅笔给黛安，还要护理人员在她每写完一页之后，就把它收好。

萨：没错。

艾：我告诉他关于她如何在三月到八月期间的探访日来医院，和我或我的秘书谈话，我们两个人都没有表现出在听她讲话的样子。她会提到乔安妮是一个甜美的女孩，尼齐喜欢玩游戏，尼齐喜欢吃煎饼，但她从来没有用代名词来取代尼齐的名字。好，情况是这样，当你试着要谈论两个人，你可以轻易地泄露其中一个人的性别，但千万不能泄露另外一个人的性别。

在八月初，我为了一件事到医院的庭院里。当我来到一个角落，我见到了黛安带着尼齐和乔安妮，我说："黛安，我向你道歉。在这样的情况之下见到你，完全在我的意料之外。"

而她说："你真是个该死的家伙。"因为那个时候，我知道了尼齐的性别。后来她找了个法子来报复我，她跑到底特律市中心，要法官把她判到韦恩郡医院接受治疗。她是庞蒂亚克郡(Pontiac County)的居民，不应该由韦恩郡的医疗机构来治疗（**艾瑞克森笑**），她让法官犯了一个错误。

萨：所以她应该是要让你治疗。

艾：让我治疗。即使亚历士告诉她：他是她的心理治疗师，当护理人员站在她旁边那一刹那，她就知道其实我才是要她写个人自传的幕后操盘手。

在最后一页，她写道："你建议的这间医院。我不想去——但我知道我还是会去。我想回去——收容病房——自大的护理人员——害怕再次离开——累了——为抱怨困扰我的身体病痛感到羞耻——因为当我在医院得盲肠炎的时候，他们嘲笑我，告诉我'一切都是我想出来的'——你在庞蒂亚克的所有问题，'一切都是你想出来的'"。

"你知道接下来的部分。我希望我有勇气先死去，然后我才能看清你的脸，再狠狠地骂自己一顿。我想你一定相信我会痊愈，不然你不会花时间在我身上……"

（对萨德说）我并没有花时间在她身上。（**艾瑞克森笑着说，然后继续念**）

"我只是怕我会让你失望。我并不勇敢，我知道自己骨子里的想法相当丑陋。我可能会尽一切所能，不让你认识真实的我。

这就是所有的故事。我只是把冒出脑海的想法很快地写下来。我的文笔很差，而且字迹潦草。"（**艾瑞克森笑**）

（对萨德说）她尖酸刻薄的能力登峰造极——甚至表现在对她的自

116

传和笔迹上的批评。（**继续读**）

"然而，我已经写得手臂酸痛、脖子僵硬，脑子也不清楚了。

"因为我还没有死，所以找还继续在写我的生命故事，我甚至已经不太确定自己是不是还是想死——但是我很确定——喔，我非常讨厌早起!"

她引用了一首歌的歌词来作为自传的结尾。（**艾瑞克森笑**）在一间精神医院——"喔，我非常讨厌早起！"她贬抑了所有的事情——字迹、文章、她自己、她的人生，和用谎言填满这整件事情。

我来到庭院的角落，看到那两个孩子——我看到两个小女孩。我对黛安道歉——"我没有想到会在这样的情况之下遇到你。""你真是个该死的家伙。"她说。（**艾瑞克森笑**）

萨：那她的目的是?……

艾：强迫我去问尼齐的性别。但我怀疑黛安还能这样装多久。

萨：显然非常狡猾。

艾：黛安最后一次逃离医院时，丹尼很生气，因为她飞到新墨西哥州的阿布奎基（Albuquerque）。有一天来了一封引起医院骚动的邮件，丹尼的秘书告诉我："黛安写了封信给丹尼。"所以我打电话通知亚历士，我们两个一起到丹尼的办公室等他拆那封信。他拿起那封信，仔细端详着，他说："黛安是写给我，不是写给你们两个人！"然后丹尼把信拆开，开始读信的内容，他的表情显得相当高兴。黛安写了一篇优美诗意的散文，描述山区景致，但是在第一段开头写着："明天我要去鲈鱼洞（bass hole)钓鱼。"

（**艾瑞克森对萨德说**）"Bass hole (鲈鱼洞）—asshole (混蛋）。"（**艾瑞克森笑**）

艾：（**继续说**）丹尼读到那一行时，脱口说出："她真该死！"然后把信丢在地上。那篇优美的文章（**艾瑞克森笑**），竟然接着一句粗鄙的话。

117

15年之后，她打了通电话给我，她说："我现在人在凤凰城，我现在要去见一位**好**医生。我那些头痛的问题还在，我要去见圣乔治（St. George)医生。"所以我打电话给圣乔治医生，跟他说："约翰，你有一位新病人，来自新墨西哥州阿布奎基的黛安·萧。她是之前我在密歇根时的一位病人。你想要从我这里很简单就能知道关于她的事吗？或是你想走困难的路，自己费力地摸索出关于她的一切？"他说："困难的路似乎比较有趣。"所以他一开始对她做一系列大脑X光和血管照影的检查，当检查进行到一半，黛安在未经许可的情况下离开医院，她跑回新墨西哥，留下一堆医院的账单让圣乔治付。他打电话给我说："我知道困难的路是怎么一回事了。"

这里是一封黛安在1967年写给我的一封信（整封信存放在艾瑞克森凤凰城的档案柜）。（**艾瑞克森读信**）

"艾瑞克森医生，不要假装你已经忘记我了。我知道你没有。"

"除了让你知道我的视力不好之外，我不会为我把字写得这么大找任何借口，我现在借着放大镜的辅助来写字（如果你还看不清楚的话，你的视力一定比我还糟）。（**艾瑞克森笑**）令人惊讶地，这个情况让我对事情有了不同的看法。我再也无法大量阅读，也不能画画，人眼睛的功用真是令人惊讶。但我发现自己有两项才能，第一项是走起路来会撞到所有的东西，而另一项是音乐；我弹风琴，几乎所有的曲子，透过我的耳朵，几分钟之内我就能学会弹奏。"（**对萨德说**）换句话说，她听一首歌一遍，自己就学会，然后她立刻可以弹奏出来，但不是看着乐谱弹，她靠着她的记忆。你不可能凭着记忆去弹一首新歌，换句话说，她是自己随性乱弹，自我满足。（**继续读信**）"我见过一位你的同事（他说他是你的朋友，但他不知道我跟你有多熟）。"（**艾瑞克森笑**）

"第一点，我怀疑你会把很多人视为'朋友'；第二点，我知道了你对大多数精神科医生能力的看法；第三点，他只不过是个猴子不知屁股红的家伙。"

（**对萨德说**）从1944年到1967年。

萨：23年———一点也没变。

艾：没错，你所有需要听的信息都在她那三句话里面——"*你秘书的桌子一团乱，你的家具很廉价，你没有好好珍惜你所有的医学书籍，没有排列整齐。*"你不要去分析它，你只要去听，听懂它，并且了解到你所有从她那里得知的信息都是不可靠的。

可怜的亚历士———他花了三个月，还牺牲了许多的周末，才学会这门功课。因为不要相信你所听到的，也不要分析你所听到的一切。你只要去了解它真正代表的意思。

萨：然后事情很清楚地指向没有任何治疗介入的可能——没有任何能做的事。

艾：对极了。你会付出很大的代价。

萨：但却没有任何收获。

艾：她不会有所收获，你也不会有所收获。但这件事在我看来，亚历士学到一些经验。（**艾瑞克森笑**）而黛安对我很生气，我用她让亚历士学经验。

萨：而她依然……

艾：（**同时说话**）没改变。而圣乔治学到了困难的路不好走，那是他自己的选择。他打电话给我，告诉我事情的来龙去脉——"我知道困难的路是怎么一回事了。"

我说："如果一开始我就跟你说：无论你怎么做，她都会让你灰头土脸，你会相信我吗？"他说："不，我应该不会信。她很有魅力，让人很喜欢，她很迷人，但她确实是不折不扣戏弄人的高手。"

萨：我总是认为，即使非常难缠的个案，如果我有足够的技巧或丰富的经验，一定能找出治疗介入的方法。

艾：你最好赶快抛掉这个念头。因为你刚刚所说的意思是———一定有方法可以

119

避免死亡，一定有方法可以预防所有的疾病——如果你有足够的技巧。

萨：倒不是神通广大到足以起死回生的技巧，但至少可以去治疗或处理它。

艾：我想你必须认识到自己无法治疗所有的疾病，但很多愚蠢的心理治疗师都是这样想，他们都有这样的自大想法：如果他们有足够的技巧，他们就能治疗每个人——当然他们确信能在他们当中找到这样的技巧，而不是去面对事实：有很多人不是可以治疗的，他们将会滥用治疗。

　　和艾瑞克森讨论黛安的例子，在几个方面影响了我：一、它帮助我了解到，无论一位治疗师的技巧多好，治疗还是有其明确的限度。因为艾瑞克森在业界相当成功，所以我来求教于他；然而他和我谈的第一个详细案例，其中他的治疗并没有成功，他甚至没有企图去做心理治疗。能在心理治疗可实践与可能的疆域里工作，这是很重要的。艾瑞克森不会接每个个案；他也不会去治疗每种问题。他知道该把他的精力运用在何处。二、我现在能够认识、了解并懂得如何去处理黛安这类型的问题。在我未来的执业生涯，我知道该如何处理这类型的病人。三、我能在临床工作所面对的形形色色病人当中，找出可预测的模式，特别是通过言语运用所显示的模式。四、我逐渐开始理解，艾瑞克森的治疗方式是根植于病人对于治疗师沟通的反应程度。无论治疗师的技术多富有创意，如果没有任何反应——没有学习——就没有任何治疗。五、在切身的层面，我有一种反应，我记得自己不断地想着："我要改变。"

　　艾瑞克森继续用类似的模式，另外举了一个例子，我想他是想要确定我"明白了"。

受骗医生的案例

艾：当时，一位在凤凰城的全科医生送一位病人到我这里来，病人的问题是大腿疼痛，他一直用药物来治疗这位病人。病人进来，对我描述他的疼痛，我认为他对症状描述得很好——好得像是我在医学教科书上所看到的内容。病人表达他的沮丧，因为他给那位医生带来了很多麻烦。他告诉我，他是一名工程师，他知道在哪里可以收购到很多值钱的机械设备，它们都是因为某些意外因素而遗失，这是一个相当合理的说法。当然，他大概需要一百美元去投注在这笔生意上。我问他已经骗了那个全科医生多少钱，他说跟医生借了五百，但是不够，所以他又借了五百。他想如果他能再从我这里借到一百，他很确定他能够收购到那些器材，让我们三个人都发财。

我说： "你真的认为我那么笨吗？你找到一个好方法持续供应你免费的药，而且这个来源还不会让毒品稽查小组起疑心。很明显，你读过一些关于疼痛的资料，了解到你很容易就能透过这个途径取得药物。你一直在诈骗那个医生的金钱，而你现在还想把我当成另外一个冤大头。我会跟你的医生说这件事。"

那位医生对我勃然大怒，认为我对病人没有同情心。许多年之后，他和太太还有女儿来找我，他说："我知道我抵押了所有东西，我知道我答应太太不能去抵押房子，因为房子在她的名下。但是我还是抵押了房子，我还是要给那个男子更多的钱，因为我知道我之前投资在他身上的钱，他会连本带利地还给我。"

他太太说： "我们已经没有了家，所有的资产都变卖了，我的珠宝和嫁妆都变卖了。我们已经供不起孩子读大学，而这个该死的蠢蛋还要借更多的钱给那个骗子。"

我告诉他： "如果一个病人照着教科书的内容，告诉你他有疼痛的问题——表明他担心麻醉药品，并且再三确认他不会因此而成瘾——你最好立刻相信他有毒瘾。而且如果你借一个人五百块，你不要为了拿回原先的五百，再借他五百。"

在他抵押太太的房子和耗尽孩子们的大学教育经费之前，他已经从存款里借给他超过三万块。他们的孩子现在完全自食其力，靠工作来养活自己，他自己也因为过度工作而形容枯槁；他收费太高（他需要钱借给那个骗子），所以流失了很多病人。

为什么一个病人会来找你？我不相信坐在那张椅子上的病人跟我说的所有事情。

用故事来回答故事

今天早上坐在那里的那个女人——我告诉你，她已经承认了所有事情。

在第一次会谈的时候，我问她是否有超过一次以上的外遇，她坦然地承认自己有过几段婚外情，但她持续误导我她的问题，最后我告诉她："我已经试过所有要让你说出问题的方法。让我看你的驾照。"她不太愿意，但她还是拿出来给我看，我说："所以你的驾照在下礼拜就过期了。你真的很害怕去那里参加考试。好，请你告诉我，你为什么那么怕到那里参加考试。当然你必须要知道我知道你的问题是什么，因为我已经从你的驾照上看出端倪来了。现在把你真正的问题从你的手提袋里拿出来——威士忌。"（**艾瑞克森笑**）

今天我开始告诉她关于病人的轶事，她觉得相当有趣。她很同情一个女人，她因为对工作场合恐惧而持续来看诊。

我告诉她一系列的故事，而她也告诉我一系列的故事来回报我。她突然意识到：她的每则轶事都有一个共同的主题，然后她发现，她轶事里的共同主题和我轶事里的共同主题是一样的。（**艾瑞克森笑**）

萨：铺陈情境，让她能自发地获得理解。

艾：嗯。我会告诉你一些虚构的轶事——你并不需要知道真正的事。

她的三个朋友开始在盖新家，她和她的丈夫也同时在盖。另一个女人进入他们的生活，毁了三段婚姻。

她的另一个好朋友遇到她认识的一个女人，她不讨人喜欢。

（**对萨德说**）意思是说她很迷人，但不讨人喜欢。然后这个女人介入她其中一位朋友的婚姻。

（**对萨德说**）另一个女人；这些故事里共同的主题是——另一个女人。换句话说，她的婚姻受到威胁，这是我为什么知道她有外遇。

她说："我知道我丈夫在给我一本跟性有关的书之后取笑我，因为我没有看。我把它藏在书桌的抽屉里，之后就再也没有看过它一眼。"我说："是的。你低估了自己的价值。"

那就是她的问题，问题不是害怕搭飞机的恐惧症，她不愿意回到她和她丈夫正在建造的新家。她说她害怕搭飞机，我很清楚地知道，她不是害怕搭飞机，她只是不愿意对自己承认，她是害怕她可能配不上她的丈夫。她从来就不敢对自己承认：她觉得自己不够好。

她下周五将要飞回家，打算好好地享受旅途，她并不知道，她已经下定决心但却不知道这一切。她今天来见我，是希望告诉我她的决定。

等到这些说完之后，她说："在从加州回去的高速公路上，我差点发生车祸，开车真的很危险。昨天的天气真好，很适合在天空翱翔。"她丈夫经营航空业，所以她认为昨天的天气很适合坐上热气球邀游一番。如果她真的有飞行恐惧症，她就不会认为那天的天气很适合搭飞机。今天当我发现她真的被自己困住了，我花了两个小时和她谈话。

艾瑞克森的话题回到了今早的病人身上，他指出自己如何使用轶事去导向链接，用故事来回答故事，直到病人发现她故事里的共同特征，他用她的层次来和她沟通，尊重她藏匿实情的潜在需求。同时，他创造出有利改变的情境，并挑选恰当时机丢出关于低自尊的信息，而获得最大的效果。

预测行为模式

下面的谈话，艾瑞克森回到行为模式预测的主题，他谈到他的女婿达夫。

艾： 你读了那篇文章吗？（艾瑞克森注意到我手里拿着他发表的一篇文章：《声音轨迹催眠在人类行为中的重要性——一次实地调查》（*A Field Investigtidon by Hypnosis of Sound Loci Importance in Human Behavior,1973*)

萨： 我浏览过一遍，这篇文章我之前读过了，它刊登在上一期的美国临床催眠期刊上。

艾： 嗯。第一个案例，我是在1929年写的。第二个是在1940年，第三个在1968年。我把所有的东西写成草稿，去年才把它写成可以发表的格式。

萨： 我不懂你怎么会想到那个做法，把声音轨迹的想法用到第三位先生身上。

艾： 那纯粹是意外的收获。我必须要向海奇（Hackett)医生示范，我能够在不说"催眠"、不说任何话的情况下催眠一个人。事实上每个人都有那种声音轨迹的经验。

当我蓝眼珠的女儿贝蒂读完那段描述，她说："爸爸，这真是令人作呕。当我想到我还是个女学生时所做的事，我就觉得恶心。"

她的丈夫是一位空军中校。如果你想要当一名喷气机驾驶员，对声音的反应是一件你必须要学会控制的事。

他这样的训练也反映在他开车的时候。一直到第一个小婴儿出生前，我的女儿都没有注意到这个情况；他们打算带着小婴儿一起开车出门，"达夫，为了不耽误事情，你去再买一辆车吧。以后我和小婴儿开一辆车，你开一辆跟在我们后面。"就这样，她小心规矩地开着车，他就像开着飞机在后面亦步亦趋地跟着。（笑）他们由内华达来——那里有一条直达的高速公路，而她说："我想知道他能跟得多好，所以我会来回蛇行驾驶。"他紧跟着，从来没有注意到她是故意蛇行。（**艾瑞克森笑**）

当她对达夫叫喊："把车停下来——吃饭时间到了。"他也听不到，他只听到引擎声，他全神贯注在那上面。当你开着一架单引擎的喷气机飞行在高空，你必须要专注在引擎声，并且要听到它在运转；你必须要知道飞机的精确位置和你自己相对的关系；你必须要知道你是否正侧开着你的飞机，或是倒立飞行，或是用另一侧飞行；你必须知道飞机位置和你的相对关系，以及引擎声和你的关系。

现在他是一名安全官，我的女儿觉得开着前导车很有趣，透过后照镜看着他亦步亦趋地跟着她。她试着突然踩刹车——他也会同步减速。他完美无误地驾驶着他的飞行器——同时相当得心应手。他**知道**他的状况很好，而且无论前导车怎么开都不是问题；他只要留意它的位置，而复制它的行进方式。他了解那篇文章所谈的内容。

当我还是个孩子的时候，我对于声音轨迹很好奇——从不同的方位去听声音。而海奇认为你应该用固定的催眠方式："放松。你的眼皮很重。你的手很轻，浮得越来越高。你的眼皮越来越重，越来越重。"所有的专业用语和措辞都不是最重要的。

你创造一个让病人进入催眠状态的情境，让他们知道自己在催眠状态并不重要。重要的是你自己知道。如果他们告诉你，他们没有被催眠，如果你有兴趣的话，你可以反驳他们，但也只是逞一时之快而已。

我想起一个男人的例子，他说："在两个礼拜内，我必须搭飞机去波士顿。当我面对飞机的时候，我整个人都会僵住，有好几次要登上客机时，我的肌肉会失控，整个人瘫痪不能动——我害怕。我也试着搭过私人飞机，但还是上不了机。我有超过数千小时的搭机经验。我也知道如何开飞机。我必须要去一趟波士顿，但过去五年以来，我从来没有成功搭上飞机。我的伙伴都出差了，现在我必须自己去。你能帮我催眠，去除我对飞行的恐惧吗？"我告诉他："可以。"

我进行了一个多小时。他说："那真是令人最不满意的治疗，我根本没有被催眠。我能听到外面的车声、鸟声，公共汽车、小货车、大卡车、跑车，分得出哪一台是福特，哪一台是雪佛兰，我无法不听到外面许许多多的车声。你再帮我催眠一次如何？"我说："你刚刚进入很深的催眠状态。我不认为我该再帮你催眠一次。"他说："我不这么觉得。再帮我催眠一次。"我说："好吧，我会再帮你催眠一次。但是当你今天离开这里之后，首先我要你很慎重地答应我一件事，当你的问题出现的时候，你**不要做**任何事来矫正你的问题。当你的问题出现时，绝对不要做任何事来矫正你的问题。"

他之后又回来接受第二次催眠——当然他还是不满意结果。我并没有告诉他，在第一次催眠的时候，曾响过两声警笛。他去了波士顿。

催眠大师艾瑞克森和他的催眠疗法

另一位病人告诉我："今天是星期一，星期四我必须要去达拉斯，否则我的工作不保。**(这个案例的详细记录和另一个面向的探讨，刊载于Zeig，1980a，p.64)**我在1962年遭遇过一次飞行意外——飞机没有任何的损伤，也没有人员受伤。我继续搭飞机，但渐渐地我改搭其他的交通工具旅行——火车、汽车和巴士。我会待到假期结束前的最后一刻，我痛恨归程到这种地步。现在我的老板说我必须搭飞机去，我已经有一整年不敢搭飞机。"

她补充了一些资讯："只要飞机还在地面上，我就没有问题。我能滑行到跑道尽头，再从跑道尽头到机场，但是一旦飞机起飞，我就陷入极度的恐惧。我一直不停颤抖，直到我整个人精疲力竭。"

我为她做治疗。当她从达拉斯回来之后，她从凤凰城机场打电话给我，告诉我这趟旅行美妙极了。当天晚上，我有四位博士班的学生来上课，所以我要她出席，我也要之前那个男士一同出席。她告诉学生们她如何来找我，而我做了什么。我帮她做催眠，在那次治疗之后，我让她搭上由凤凰城出发的班机。在到第一站厄尔巴索（El Psso)途中，她担心飞行恐惧的问题会重现。她说："当我们抵达厄尔巴索时，有20分钟的停留时间。我下了飞机，到了机场的预定登机口。我坐下告诉我自己：'数到20，然后进入催眠状态。一字不漏地告诉自己艾瑞克森医生要你做的，当你从20倒数到1，就会从催眠状态醒来。'。"她这么做了，接下来的旅程都很愉快。

我让她向四个学生和那位男士说了这个故事，然后我告诉她："你认为你告诉我你的问题了，不是吗？"她说："我告诉你了。""但你没有告诉我所有的问题。"

她说："我有。""你并没有。你还有其他的问题。看看你能不能想到一些相当影响你日常生活的恐惧。"她说："但我没有其他的恐惧了。""或许我最好帮帮你。那惧高症呢？"她说："那是什么？""害怕高处。"她说："喔，对。当我到达达拉斯的时候，我到一栋有透明电梯的大楼，我很自在地一路搭着电梯到楼上，又搭着电梯下来，那是我第一次这样轻松自然地搭电梯。"

我说："很好，那只是你问题的一部分。那其他部分呢？"她说："我不知道，没有其他部分了。"我说："我知道你的问题还有其他的部分。那么，有任何奇怪的事发生吗？特别是在开车的时候。"她说："喔，有。每当在车上要过桥的时候，我会闭上眼睛，缩成一团。我很害怕过桥。"

那个男人突然说："我可以给你一些例子。"我说："是吗？告诉他们你是怎么打破对我的承诺的。"他说："我只是到市区，搭透明电梯到顶楼，那跟我的问题无关。然后我到机场，飞机一直滑行到跑道尽头，但我不能接受飞机起飞。"我说："没错，但你很享受波士顿旅程来回的部分。"

萨：我搞糊涂了。你要他问题发生的时候不要做任何事。

艾：**（同时说话）**……就他所了解的，那是他有生之年第一次搭电梯，他也滑行到跑道尽头。

我说他问题的时候，你没有听懂。他无法**登**上客机，他立刻全身瘫痪；他无法走**进**飞机，他无法登**上**飞机。他认为那是飞行恐惧，我让他

127

继续认为那是飞行恐惧。（**艾瑞克森笑**）因此，他并没有做任何事去改善他的问题。所以，他的问题是由他认为无效的催眠所矫治。

萨： 而他矫正了它。

艾： 他并没有矫正它，是我已经矫正了它。

　　而那个女孩，她的恐惧是什么？跟飞机航行没有关系，她能滑行到跑道尽头，由跑道尽头到机场。因此，她并不是害怕待在飞机里面，她只是认为自己是。我的治疗是告诉她："在我做任何治疗之前，首先我必须要先知道你是不是一个好的催眠受试者，让我们先看看你能不能进入催眠。"她可以，所以我让她醒来，告诉她"好，听着。你想要治疗，我可以给你治疗。你并没有真的了解你问题的症结，不然你就不会有问题了。我知道正确矫治这个问题的方法。我要你绝对地答应我，不容置疑、没有条件地答应我：你会做任何我说的事，无论好坏。你是一个漂亮的年轻女子，我是一个男人，被限制在轮椅上行动不便并不代表什么。我要一个绝对肯定的承诺，你会做任何我要求你做的事。"她犹豫了一下，然后说："你要我做的事不会比我发生在飞机上的事还糟。我毫无保留地答应你。"

催眠大师艾瑞克森和他的催眠疗法

　　她所不知道的是，她是受不了待在一个密闭的空间，在那里她看不到任何地面的支撑；而那个男士也看不到。我所必须要帮他克服的问题是他登机的恐惧，我所必须要帮她克服的问题是害怕毫无保留地交托。

萨： 毫无保留地交托。

艾： 因为当你坐在飞机上时，你已经交托了自己。机长掌控着驾驶权，你什么也不能做——你不能下飞机，你不能改变它的方向，你只是完全地交托。

萨： 所以当她全心信赖你，对你做出承诺……

艾：（**同时说话**）当她毫无保留地对我承诺，她发现她能依靠那个承诺走下去。

萨： 我懂了。

128

艾：这是我如何知道她一定有过桥的恐惧和搭电梯的恐惧。

萨：当车子过桥的时候，一定是其他人在驾驶——我懂了。

艾：而大多数的人都会用其他的词来分析他们的恐惧。

萨：所以你是故意忽略那个人的抱怨？

艾：我听出他们叙述里的真正意义。她说她能很自在地搭出租车到跑道尽头，再回到机场里，但当飞机升空的时候，她浑身颤抖。而他说他突然全身瘫痪，无法走进机舱；害怕进到机舱里面，这是他恐惧的源头。我让他以为他继续怀有那个恐惧——我并没有成功。而他当然不了解搭那趟电梯对他而言真正的意义。

萨：而那是你会这么确定的原因——他会去测试他的问题还在不在。

艾：我知道他会去测试。他仍然认为他的问题还在。

　　太多人只去听问题，而当他们该听病人**没有**说出来的部分时，他们并没有去听（**艾瑞克森笑**）。这是很重要的事情。

（艾瑞克森拨了通电话到大厅，要艾瑞克森太太来把他推出去。）

艾：今天就到此为止。

萨：好。

艾：现在是你的自由活动时间。明天早上十一点我有一个门诊，下午一点也有一个门诊。中午的时候，我会回到我的房间，可能用一点午餐，然后我会出来看一点的病人。两点的时候，我会见你。现在你最好读一读海利和维克连合写的那本关于我的催眠技术的书，看看我组织事情的方法。

萨：那本《催眠诱导及其评论》（*Trance Induction with Commentary*, Erickson Haley, and weddcard, 1959），是吗？好。

艾：因为当你在面对病人的时候，你所说一些事的意义可能会在半个小时，也可能会在一个礼拜以后，才对病人显现。

萨：预先播种（seeding）。

艾：对我而言，去知道你是不是有兄弟的最好方法，不是直接问你，而是开始夸耀我的兄弟。

总结

在今天的会谈里，艾瑞克森说了三个恐惧症的案例，我不认为这是纯属巧合。

在我拜访他之前，艾瑞克森知道我对于要见他这件事惊恐不安。在拜访艾瑞克森之前，在我出席的一个专业会议上，我已经见过他的两位同事：罗伯·皮尔森（Robert Pearson）医生和牙科博士凯·汤普森（Kay Thompson）。之后，皮尔森打电话给艾瑞克森，跟他提到我（Pearson, 1982）。

通过他说的恐惧症故事，艾瑞克森同理了我没有说出口的恐惧，并且获得了一个正面的结果；在每一个例子里，恐惧症出乎意料地解决了。在类似的模式下，我在不知不觉当中被引导去解决个人的恐惧。

在谈论恐惧症的过程当中，艾瑞克森试着引导我的内在连结（association）。他不是直接告诉我要想什么，相反，他制造隐微的压力到特定的思考方向上。以他所举的那个例子来说，要让一个人去谈论他的兄弟，先由谈论自己的兄弟开始。一开始我并不是很了解这个技巧的重要性，然而，我很快就了解到：引导连结是艾瑞克森治疗方式的关键所在。心理治疗通常都发生在与衍生问题同层次的前意识链接，与问题衍生的层次相同。一个病人的想法能通过连结的引导而缓慢地改变，通过这种方式，变更为病人自发导向。

让我们来回顾一下这次会谈里的其他主题。艾瑞克森强调用常识性的做法去建立起以病人为中心的改变气氛；他用戏剧手法去增加治疗方法的效果。在一方面，他采用间接的做法（不直击要害），然而，他也能用设定界限、态度坚决和面质病人的做法。他将观察力和隐微线索运用到极致，在病人的参考架构内了解病人。艾瑞克森也强调正面观点，他会找出现实情境中可辨识与发展的资源。当其他人都还在口惠而实不至地谈论发挥病人力量（strengths)的重要性时，艾瑞克森已经示范了一个治疗师该如何真正运用它们。

在接下来的两天，艾瑞克森会谈到与他个人和专业主题有关的故事，例如"信任你的潜意识"，"以玩耍和弹性的心态来面对治疗和生活"和"直接面对恐惧"。他会再次强调对行为的预测和不可改变的模式。还有，他也会说与家庭有关的故事，阐述传统价值和自我依赖的观点。或许他的某些方法是用来帮助我当时特定的发展状态，那个时候我是一个年轻的成年男子，正处于组织自己家庭的过渡期。

第二天
1973年12月4日

艾瑞克森很明显处在疼痛的状态，他好不容易才把自己从轮椅移到办公椅上。他的声音显得虚弱无力。

艾： 我昨天忘了跟你说一件事。时间点的掌握很重要，当你对一个病人说话的时候，你想要他们去辨认出其中的共同主题，或者是你打算激起他们个人的回忆时，你必须试着掌握你说话的时间，才能在完全正确的时刻，用你想说的话去触及他们。

好，我今天打算把速度放慢一点。我昨天谨慎地掌控和那位病人的谈话节奏，当你全神贯注地调整步调，你会全身肌肉紧绷。由于昨天的缘故，我的肌肉免不了整个绷紧，所以我一整夜有无数次的肌肉抽筋和严重的疼痛。你看，我有脊椎关节炎、视网膜炎、肌炎、腱鞘炎和痛风；我的手、膝、坐骨神经、腿、右脚和头全都不能运用自如，我的脖子很僵硬。所以我今天会放慢步调。

既然你已经见到我，你应该想出你问皮尔森和汤普森那个棘手问题的答案了。

萨： 哪一个问题？

艾： 当我见到他的时候，我该做什么？

萨： （笑）那是一个非常棘手的问题。我和皮尔森医生谈话的那天，内心忐忑不安。

艾：为了什么？我坐在轮椅上，又不能追你，也没有力气把你丢出去。

萨：（**明显地感动**）艾瑞克森医生，我对你相当地钦佩。

艾：嗯，我只能说一句话，我只希望最后能让我的孩子们钦佩我。

萨：对不起，我没听清楚。

艾：我只希望最后能让我的孩子们钦佩我，他们总是认为我有点退化，有一点
　　智障。

萨：你是个相当令人佩服的人。

艾：不，我是一个好奇的人。

萨：有机会和你相处这几个小时，对我的意义大到言语难以形容。

艾：嗯，我只是一个走到人生尽头的老笨蛋。

萨：（笑）

在病人的问题框架下治疗

艾：好，从我昨天见到你之后，你做了什么事情？

萨：花了一些时间听我们昨天的对谈录音带。

艾：我表达得清楚吗？

萨：很清楚。事实上，当我听录音带的时候，我更能了解你所要表达的意思。
　　我也花了一些时间读了《催眠诱导及其评论》，虽然我还没有完全看完。

　　　　我对你昨天说的一件事有疑问，当你在替那位有恐惧症的女人做治
　　疗时，你说："我是个男人，我坐在轮椅上，而你是个女人。"你为什
　　么要这么说呢？为什么你要强调你是一个男人，而她是一个女人呢？

133

艾：她是一个美丽的已婚女人。是集最好与最糟之大成的情况，对一个美丽、年轻、已婚的女性，最糟的威胁就是必须要发生性关系。

萨：所以你的暗示里头有明确的诱惑含义。

艾：不是诱惑性的暗示，是性威胁的暗示——离飞机议题非常遥远的威胁。而即使我的身体被限制在轮椅上，我仍然能要求她宽衣解带，要求抚弄她的胸部，要求她挑逗我；我仍然可以满嘴淫词秽语。我要她感到完全无助地困在这个情境，就像当飞机 离开地面时她的处境一样。

你需要在病人的问题框架下治疗他们。她并不知道她问题的框架是什么，我知道那是什么——对于完全陷溺的害怕，她处在完全丧失掌控力的情境。虽然我的男病人认为他的问题出在坐飞机，我知道那不是问题的症结。真正听懂病人的叙述是重点所在。

另一方面，我们都有肢体语言。当我接下我在马萨诸塞州伍斯特的第一份工作时，临床主任说："艾瑞克森，你跛得很严重，我也是。我不知道你是什么原因造成的，但我是在第一次世界大战的时候变成这样。我为了腿部的骨髓炎动了29次手术，而我学到了身体残疾在精神医学界是一份极具优势的资产。你引发女人的母性本能；她们想要帮助你。无论她们的精神病有多严重，你确实吸引她们的母性本能，只是她们不知道。至于男人，你不再是个威胁——你不是他们的对手，你只是个跛子。所以你在精神医学界一定会成功。"

我要给你的另一个建议是：保持庄重的态度。现在有多少年轻人对性感到好奇？他们对性充满疑惑。如果你不害怕谈论性话题，如果你不猥亵地谈论它，如果你不把它当成开玩笑的话题，如果你对待它就像是血压或脉搏这一类的问题，他们会尊敬你，把你当成可以吐露秘密的人。

你仔细留意每个跟性有关，但又踌躇于要不要说的问题：人们会告诉你一堆事。并且留意非言语沟通信息以及言语信息，用这种方式传达你愿意和他们谈任何的问题。当你经验更丰富之后，你可能会比他们知道得更多，只要他们觉得你知道的比他们多，有助于他们对你吐露秘密。"他已经知道那件事了，所以为什么不说出来。"

萨：用很概略的说法——模糊的说法？

艾：不，不是模糊的说法。"当然，我知道你最近发生了什么事情？"

萨：我懂了。

艾：那是一种非难；那暗示着我真的知道。或许实际上我不知道，但只要我知道，你可能就会说出来。**（艾瑞克森下一个病人来了。）（对那位病人说）**进来。

    （在他看完病人后，我们的会谈继续。）刚刚那位病人为一个特别的问题来找我，事实上，她有着残缺的自我形象。她的嘴唇有某种节奏……

萨：她的唇动有节奏？

艾：我注意到一种不必要的唇动节奏。我注意到她的脉搏加速。

萨：在她的脖子上。

艾：是。她穿着迷你裙，我注意到她的大腿内侧有规律的抖动，所以我告诉她，她有一些性方面的内在冲突。

萨：那她怎么回答？

艾：她说确实有，问我是怎么知道的。我告诉她我是怎么看出来的，她很高兴我提出这个问题，因为她不愿意告诉我，当她进来的时候，她本来不打算告诉我。但是她的潜意识要我知道，所以我告诉她。并且我不是通过问问题才得知。

    她希望下个礼拜见我，我告诉她："你会不会有点太没耐性了？"她说："那是我的缺点。"**（艾瑞克森笑）**她**知道**她太没耐心。

135

萨： 你同意下礼拜见她吗？

艾： 没有，我跟她约两个礼拜后的今天。我问她这样是不是没问题，她言行不一地点头，连她自己也不知道。

萨： 表示确认。

艾： 观察你的病人，留意他们说出来或是表现出来的言语或非言语信息。

萨： 有时候你选择用间接的方式去响应一个潜意识的动作。在这个个案上，你做了直接的解析。

艾： 那要看那个人是否有相当开放的人格特质，或者是多虑的人格特质。这个女孩相当开放，而且她没有耐心。首先要矫治的是她的缺乏耐心，我并没有立刻就答应她的下一次约诊。当她离开的时候，她轻轻地碰了我的肩膀。

萨： 代表什么意思。

艾： "我喜欢你。"

萨： 一个相关的问题。有时候你选择对病人意识之外的行为做出回应。

艾： 嗯。一位年轻的女子告诉我她害怕坐飞机，我不认为她有这个问题，我说她并不害怕坐飞机。去年她嫁给一位德国的飞机工程师，飞去德国的途中，她发现自己有飞行恐惧症；那时她32岁，那是她的第一次婚姻。她非常迷人、非常讨人喜欢。她的德国籍丈夫说英语几乎没有一丝外国腔调，他很明显地爱上她了。由于工作的因素，她的丈夫必须回德国；他已经在这里的空军基地完成了额外的技术训练，在回到德国安顿好他的工作之后，他会回来接她。

　　我告诉她，我能证明她没有飞行恐惧症。我让她搭上到土桑市的班机，她一路惊恐万分地抵达目的地；空服员必须握住她的手来安抚她的情绪。她精疲力竭，所以必须要在土桑市待上一天。她回来的时候一路上简直是歇斯底里。

136

她在约定的时间前来，问我下一次要让她飞哪里。如果她真的害怕，她就不会来问我下一次要让她飞哪里。所以我告诉她：

　　"你还没断奶，你死命地想要留在你父母身边，你从来就没有真正离开过你的父母。"

　　我最近收到她的一张卡片，卡片是用德文写的，上面写着："从我们的家对你的房子致意。"（**艾瑞克森笑**）一间房子不是一个家，对她而言这里只是一间房子。她的父母住在亚利桑那的一间房子里，而家现在是在德国。（笑）从这些小地方就可以看出来，"从我们的家对你的房子致意。"（Grusses unseren Heim Ihren Haus.）她已经把在凤凰城的家降级成只是一间房子，而在德国建立了自己的家，（**艾瑞克森笑**）从这短短的一句话就可以看出来。你所必须要知道的只是房子和家的差别。她大可以写成"从房子到房子"（von Hausen zu Hausen），但她说："家到房子。"（Heim Zu Hausen）家到房子，这就说明了一切。还有，一个真正的恐惧症患者不会走进来说："下一个地方你打算让我飞哪里？"

萨：从这一点可以看出她把你当成父母的角色。

艾：嗯。

萨：而你由她对你的依赖来面质她。

艾：就是说她还没有断奶，即使她已经32岁了。还有为什么要费心去分析她的童年呢？你并不能改变过去，你能启发他们关于过去的种种，但好处也仅止于教育他们关于过去的种种。你要过的是今天、明天、下个礼拜和下个月，而这才是重点。我告诉青少年："你要什么时候快乐呢——现在、你短暂的十几岁这几年、你短暂的双十年华，或者你想要在你生命最后的50年都很快乐。"（**艾瑞克森笑**）

萨：给他们当头棒喝。

艾：没错，**现在**十几岁的阶段很短，二十几岁不长，而他们生命的最后50年是

137

一段很长、很长的时间。

萨：如果不能现场看你治疗下一个病人，那可以把整个过程录下来重听吗？

艾：精神病人可能会想："那个精神科医生到底想知道我什么事？"现场录音会是件很冒犯的事。当我看一个新病人的时候，我不知道那个病人究竟是什么样子。我不打算造成任何威胁。那虽然是你的损失——却保障了病人的权益。病人需要一个安全的空间，而这个高度私密、纯粹个人的房间让他们能安心地说话。

　　艾瑞克森休息了一下，然后回到房间。他接着谈到一个个案，他告诉一个裹足不前的女病人去"溜冰或者离开冰面"，当她履行承诺去做一个礼拜的义工后，她才会有下次看诊的机会。

萨
催眠大师艾瑞克森和他的催眠疗法

艾：如果她做了一周的工作，她才有再找我看诊的机会。

萨：但是她必须要做一周的工作，那就是溜冰的意思。

艾：那必须是一整个礼拜努力的工作，而不只是有意愿去做某事。

萨：那一直是个问题——意愿。"我会试，我会试"，但什么也没发生。

艾：她不只是被要求去试试看。（笑）

　　她之前看的治疗师，一直很有耐心地告诉她："你真的应该去试。"一周复一周。好，她现在收到最后通牒。她付给我的是辛苦钱，我不打算当一个浪费时间的人。

萨：那是一次催眠治疗吗？你有用正式的催眠方法吗？

艾：你不要给病人机会来告诉你："你给我的催眠暗示没有效。"（**艾瑞克森笑**）那样的话，给了他们指责我的机会。我给他们暗示，而他们自己必须负起责任。

萨：所以你给的建议和暗示都在他们的意识知觉之外。

艾：（仿佛在跟那个病人说话）你不要单靠着暂时的赡养费，浪费你未来几年的时间。你一直承诺自己去找个工作，但你甚至还没有离开这间房子去参观动物园、贺德博物馆（Heard Museum）、艺廊，或是植物园。你什么都没做，除了说："我真的应该去做一些事情。"

萨：直接告诉她，让她无法辩驳，她必须去面对现实。

艾：只是冰冷却温和的字眼，赤裸裸地评估事实。（艾瑞克森笑）我告诉她，她必须去溜冰或是离开冰面，她说："我之前的治疗师告诉过我至少50次了。"我说："那好，我用另外一个说法告诉你：你拉屎不然就离开茅坑。我只说一次。"（艾瑞克森笑）

萨：不像其他的50次。好，我有一个问题。你不像其他治疗师坚持只在固定的约诊时间看病人。到这里来的人，有的早到了十分钟、五分钟，甚至是半个小时，而你立刻就见他们。

艾：如果我有空的话，为什么要让他们等呢？

萨：不要成为一个具有威胁的人物似乎是很重要的议题。

艾：他们是来找我帮忙的。如果我当时手边没有事情，那就立刻开始，很自由。有太多的治疗师早在三个月以前就预约病人，他们每次看诊50分钟，然后休息十分钟，那是种仪式性、不可打破的模式，这并不是在做心理治疗。心理治疗是教导人如何 去生活，而不是如何去遵守一个僵化、严苛的时间表。

我的病人了解，如果在他们约诊那天，我刚好有事情去某个地方，那他们的诊期一定会改到当周另一天。我们不会被绑死；我能随心所欲地过日子，他们也可以。彼此之间应该要有合理的体谅。

我应该要有做决定的自由。无论我愿意教你什么，你应该有接受的自由。

萨：或拒绝它。

139

艾：你不会学到超过我所愿意教的东西。

萨：许多的宽裕和许多的坚持。

艾：没错，让别人了解你的坚持。有一些年轻女人说："我很想亲你。"你告诉她："那是你想要的；我的定力还不足以抗拒你，但我不必参与。"

萨：这样的情况在你身上发生过吗？

艾：喔，有。

萨：当你说完这些话之后，对方有什么反应？

艾：反应是对你更加尊敬。我记得一个令人吃惊的情况，有一天一个女人匆忙地从街上走来，艾瑞克森太太不认识她。她双手抱着我，亲我，再亲我，继续亲我，艾瑞克森太太不明白这是怎么一回事。最后，这个女人放开我，对我说："我很高兴你让我做了那个承诺，非常谢谢你。"我说："我也很高兴你做了那个承诺。我听到广播。我也知道发生了什么事。"

（对萨德说）我要她承诺和丈夫离婚，并拒绝和他搭同一辆车，或让她女儿和他搭同一辆车。我在她丈夫面前让她做出这些承诺。她离了婚，他离开，买了一辆新车，他对他太太说："我刚买了这辆新车——和我在这附近兜兜风如何？"她打算要上车，但最后没有，她记得她的承诺，她没有上车，也不让她的女儿上车，他说："好吧，那我去我女朋友那里看看。"他很快乐地去找他女朋友，然后他酒醉了，开始开快车。那个女朋友在车祸中丧生，他从颈部以下全身瘫痪。我对他的判断正确。当这则消息播送时，他前妻正好在车上听着广播。

萨：然后直接来这里。

艾：她来是因为她意识到自己离死亡有多近。她并没有给我任何时间，让我向艾瑞克森太太解释事情的来龙去脉。

这个陌生女子以跑百米的速度冲到屋内，上演刚才说的那一幕。

当消息播送的时候，她离我的房子只有一条街，所以她没花多久时间就到了。我听到广播的时候，觉得很庆幸我警告了他的前妻不要搭他开的车。我在她丈夫面前要她做出这个承诺，我一直很开诚布公，他们都听到我说的话，我说的时候不带一丝情绪，就像在陈述一个事实。

我非常乐意告诉他和他的太太："你的太太让你继续在外面有女人——那是她的权力。我不认为这对她好，我也不认为这对你好，你可能很喜欢这样，但我怀疑你太太会喜欢。我不知道如何用这样的做法来维系一段婚姻，我想这样的婚姻很可能要走上离婚这条路。"他并没有采纳我的建议。我表达我的看法，我的 话语里面并没有会让他们和我对立的愤怒、憎恨或敌意，他们必须静静地听我说。

萨：你对所见的人都怀抱着极大的尊敬和关怀。

艾：是的。

萨：在许多不同的层次上。

艾：是的，这是一种更简单、也更自在的生活方式。

我有一个女儿初中二年级的时候，有一个礼拜天，她双手脏兮兮地来到餐桌上。那天晚餐的菜有她最喜欢吃的鸡肉，我开始分菜。

我告诉她："当有人来到餐桌前吃晚餐，他必须双手干净地来。"她看着自己的手，它们很脏。所以她跳起来，冲到厨房，在厨房的水龙头下洗手，然后边甩干她的手边走出来，她坐下来，用期待的眼神看着鸡肉。

我说："脏盘子才会在厨房洗；脏手要在浴室洗。"她冲进浴室，洗她的手，边甩干她的手边走出来，她坐下来，看着鸡肉。我说："还是很抱歉，当一个人洗完他的手，他要用毛巾把手擦干！"

所以她跑到浴室，洗她的手，走出来，很仔细地擦干手，再回到浴室，挂好毛巾，出来，然后坐下，看着我，她的眼神好像在说："我已

141

经做了你说的所有事了。"

　　我说："当一个人洗了他的手，会注意到手腕是不是脏的，手臂是不是脏的。如果它们是脏的，也要洗干净。"她真的彻底梳洗了一番。（**艾瑞克森笑**）她坐下，我说："现在已经要上第一轮菜了，因为第一轮我没有帮你分，我不知道该怎么帮你分第一轮。那么，你现在可以去冰箱，自由地拿出任何妈妈没有准备今晚要吃的东西。"所以她拿出一瓶牛奶，然后从面包篮拿出面包，吃面包配牛奶。没有理由会挨饿。吃剩菜，不行。胡萝卜、莴苣和芹菜，可以。妈妈没有准备那些当晚餐。

萨：所以你用明确的方式表达你不允许那样混乱。

艾：让孩子承担自己行为的后果。她不应该双手脏兮兮地来到餐桌，（**艾瑞克森笑**）她和我一样清楚这是不行的，我只是做了一般性的陈述，但她知道那些是说给谁听的。

萨：我了解。

艾：有一次我的一个儿子叛逆地说："我不要吃那种东西。"我说："你当然不要，你的年纪还不到，你还不够大，你还不够壮。"他妈妈保护性地说："他已经太大了，他已经太壮了。"（**艾瑞克森笑**）

　　他妈妈因为这事跟我争吵，我很难说服她，我儿子希望他妈妈会赢。现在他把同样的伎俩用在他的孩子身上。（笑）你为什么不应该那样做？

萨：订好规则，但选择权在他们身上。

艾：那是他们的选择。我听过我的孩子说："喔，我忘了做一件事。"兄弟姐妹们会回答说："那是你的本分，你不能忘了。不知道爸爸会怎么想。"（**艾瑞克森笑**）他或她会说："我想我最好现在赶快把它做好。"（**艾瑞克森笑**）

萨：像是忘了做家事。

艾：因为爸爸所想的往往让人无法捉摸。

萨：那会更惨。

艾：总是这样的。（笑）

心理治疗中的幽默

我其中一个女儿打算在圣诞节把她的男朋友介绍给我们认识。他身高一米九。他在圣诞节前夕第一次到芝加哥以西的地方。虽然途经土桑市，但他太害羞不敢打电话给我们。所以我告诉我的女儿说："当你带那个'胆小鬼'来这里过圣诞时，我会用开山刀问候他，然后问他到底打算对我女儿怎样。"（笑）她说："不要这样啦，那太恐怖了。"我说："好，我会想一些更劲爆的。"（笑）

我最小的儿子找了很多朋友到家里来，准备宣布他的订婚消息。他有异于常人的幽默感，非常出人意料，很难去理解，但你最后还是会抓到他的卖点。他说了一个毛茸茸小狗的故事："我邀请你们来家里，因为我有很重要的事情要告诉你们。有一天，我想那是去年三月的事——或许是五月——无论如何，当时我正在开车……"他继续偏离正题，在他说了快半小时的时候，他决定回到主题，跟大家宣布订婚的消息。我说："现在如果我们有裸麦面包的话，我们就能把这个蹩脚演员（ham）配着吃了。"

戏谑的玩笑是伴随着我们的一种生活方式。心理治疗也该遵循同样的规则。

当伯特（**艾瑞克森最大的儿子**）住在密歇根的时候，我们住在亚利桑那。（这个例子也刊载于Rosen, 1982a, p.218）他六月从海军陆战队退伍，写了一封信给我们："我该停笔了。我要去看德洛思（Delores）。"一个礼拜之后，来了另一封信，写着："和德洛思愉快地共进晚餐。"就只写这些。另一封信写道："或许你们想看德洛思的一些照片。"

他继续这样写信给我的父母。九月，我们收到一封情感真挚的信：

"我在想，不知道祖父和祖母会不会喜欢德洛思？"十月，他说他有一个可以让祖父和祖母见到德洛思的方法。十月底，他决定和祖父、祖母与德洛思一起过感恩节。

在感恩节的凌晨一点——密尔瓦基的天气非常冷——他敲了我父母的门。伯特有这样的才能，他能装出斗鸡眼、内八字腿和一副手臂无力悬在空中的样子，还有他脸上露出牙齿的变态傻笑，看到他那令人作呕的变态傻笑，你会想要赏他一个耳光。我的父亲出来开门，伯特进到屋内，我父亲说："德洛思呢？"伯特内八字站着、斗鸡眼、手臂悬垂，脸上还带着露齿的病态傻笑，他说："把德洛思带上飞机的时候，我遇到了一些麻烦。""麻烦，什么意思？""她没有穿衣服。""她在哪里？""她在外面。她没有穿衣服。"我妈妈说："我去拿一条浴巾。"我父亲（**指挥若定地**）说："把那个女孩子带进来。"伯特带着一个大箱子进来，他（**轻声地**）说："这是我唯一能把她带上飞机的方式。她没有穿衣服。"我父亲命令道："打开箱子。"伯特慢慢地开启了箱子，德洛思在里面——一只鹅和一只火鸡，两只都叫德洛思，而祖父和祖母都很喜欢德洛思。（**艾瑞克森笑**）一个路途遥远的玩笑。

萨：计划周详，铺陈缜密。

艾：贝蒂·爱莉丝之前遍游欧洲，还在底特律的学校教书。我之前到那里演讲过。她来听演讲，我们一起到饭店的餐厅吃晚餐，女服务生过来招呼。我女儿点餐，说她想看酒单，她详细地看着酒单。我点了一杯代基里酒（daiquiri）；艾瑞克森太太也是，女服务生不确定地看着贝蒂·爱莉丝，相当礼貌地说："不好意思，可以让我看一下你的证件吗？"贝蒂·爱莉丝用了六种不同的方法来证明她的年纪，终于女服务生说："我想你可以点酒，没有问题。"贝蒂·爱莉丝说："麻烦给我一杯红脸牧师(Rosy Deacon)。"那女服务生看起来有一点疑惑，然后走到吧台。她走

---

❶ 贝蒂点的两种酒并不在酒单上，她是借这两个名字来比喻女服务生像牧师一样爱说教，喋喋不休。——编者注

催眠大师艾瑞克森和他的催眠疗法

回来时说："酒保说没有这种酒。"贝蒂·爱莉丝说："给我一杯白脸牧师（Pale Preacher)❶。"女服务生走回酒保那里，又走回来说："酒保说没有这种酒。"贝蒂·爱莉丝说："麻烦你请经理过来。"饭店的经理来到我们这桌，贝蒂·爱莉丝说："我点了一杯红脸牧师，酒保告诉女服务生说他们没有供应这种酒，所以我退而求其次，点一杯白脸牧师。好，如果你不介意的话，先生，你不认为你们应该买一本调酒指南给你们的酒保看吗？"他说："我们有一本。"他走到吧台，和酒保一起仔细地看了指南，经理回来时说："红脸牧师要怎么调呢？"她告诉他："白脸牧师要怎么调呢？"他们看着调酒指南，想再确认一遍。**（艾瑞克森笑）**一位女服务生花了那么久的时间，去决定一位已经22岁的女孩是不是满21岁，那么是可以跟他们开一个无伤大雅的玩笑。

萨：嗯。

艾：那位经理让酒保调了一杯红脸牧师，他说："我自己也要试喝看看。"他坐下，喝了一杯红脸牧师，接着他点了一杯白脸牧师。然后他告诉贝蒂："我要把这两种酒加到我们的酒单里面。"然后他笑了。

　　我到新奥尔良的一家生蚝餐厅，告诉服务生："给我一打生蚝，当我在吃的时候，你再帮我准备第二打。"他说："这些是密西西比的生蚝，它们相当大。"我说："我知道。直接帮我准备第二打。"我吃了第一打，他帮我送上第二打。我说："当我在吃这些的时候，帮我准备第三打。"他说："先生，你是不是失去理智了？"我说："我有理智。我只是不想没有生蚝。"在服务生反对的情况下，我点了五打生蚝，吃了60个生蚝。他不敢置信地看着我说："60个密西西比生蚝。"我说："没错，而且是60岁生日。"**（艾瑞克森笑）**为什么我不能在60岁生日的时候吃60个生蚝？

萨：你明天要吃几个？

艾：我太太打算另外买两个蛋糕，我们原本已经准备了两个蛋糕。

萨：明天是你多少岁的生日？

145

艾：72岁。

萨：生日快乐。

艾：我到东岸一家饭店的餐厅用餐，他们给我一份法文的菜单，我抗议我不懂法文，服务生用他很浓的腔调说他会帮我说明。我指着一个餐点问："这是什么？"他跟我解释那是什么，但我很难听懂他的话。我又指了另一项，没让他知道其实我知道那是什么。最后，我说："给我一杯碎冰。"他很困惑地看着我，但还是拿过来给我。我说："现在给我一瓶法式沙拉酱。"他更加困惑，我倒了一些法式色拉酱在碎冰上，说："好，把这些丢到垃圾桶里，麻烦你了。"他说（不带一丝腔调）："好的，先生。"**（艾瑞克森笑）**他知道我看出他的腔调是装出来的。何必要浪费唇舌和服务生争吵，他想要捉弄你，为什么不趁此机会好好享受一番。

几年之后，在俄勒冈波特兰一家饭店的餐厅，一名服务生前来招呼我："艾瑞克森医生，你好吗？"我说："喔，我不认识你，但很显然，你认识我。"他说："在你用餐结束之前，你会知道我是谁。"**（对萨德说）**我不善于记住人家的脸。**（继续说）**他送上我的账单，我付了账，他找回零钱给我，我让他留着当小费，他用很重的法国腔谢谢我，**（艾瑞克森笑）**然后我就知道他是谁了！

而跟病人相处，你也用类似的方法去处理他们的问题。

那个女人告诉我，她对一直过着非常压抑的生活，感到相当厌烦与疲累。她的母亲一生都活在丈夫敌意的阴影底下，过着完全封闭压抑的生活。她和她的姐妹复制了母亲的模式，都过着封闭压抑的生活。她希望自己能走出阴霾，不再封闭。我告诉她要么溜冰，不然就离开冰面，其他的心理治疗师也这么跟她说了无数次。"好吧，我再对你说一次：离开茅坑，不然就拉屎。"**（艾瑞克森笑）**

我给她强力的一击，这方法比再去告诉她封闭压抑的由来还要好

146

得多。而现在每当她想起过去的种种，她都会用这句残酷的话来看待她的过去；她已经不会再轻松地说："我很封闭。"她不得不想到"离开茅坑，不然……"（**艾瑞克森笑**）。一旦一个封闭压抑的人得到了这样的脚注，从此他们就必须跟这句话奋战到底。

病人会告诉你一些有趣的事情。有一个病人进来说："我跟××吃饭，她也是你的病人，她真是让我非常尴尬，我几乎要当场发飙；当我们在餐桌时，她跟我说她没有奶子。"我说："一个人会因为别人说没有奶子而尴尬，（**艾瑞克森笑**）那有两种可能。"

几个礼拜以后，她在一个乡村俱乐部，发现自己处于尴尬的状况，她说："我没有屁股。"（**艾瑞克森笑**）对她来说，那句不雅的"没有奶子"是另一个女人说的。她现在只是说："我没有屁股。"

有一位在另一个州执业、曾是我学生的精神科医生，他转介一位已经治疗了三年的病人给我。我记下她的名字、住址和电话号码，问她有什么问题，我对她有了大概的了解。

我说："太太，你是一个女人，我是一个男人。当我在看女人的时候，我有权力去看她身上某些凸出的部位。如果你没有那些凸出的部位，你可以下楼买一些胸垫，你可以买任何想要的尺寸：小号、中号，或是特大号的尺寸。下次你走进我的办公室的时候，我要看到你穿着胸垫。"她穿着一件很紧的上衣。她没有胸部。

下次看诊的时候，她戴着一件中号尺寸的胸垫。我们谈了很多事情，谈了她的寡妇生活。她的婚姻很快乐，丈夫过世后留给她够用的遗产。一个月之后，我见到她的精神科医生，他说："你究竟对那女人做了什么事？她几乎一到凤凰城就跑回家。她满面春风，状况好极了，她不告诉我你对她做了什么。"在你面前的是一位50岁的女人，她这一辈子都想要有丰满的胸部，而我告诉她："那就去做吧。"（**艾瑞克森笑**）她只需要这样的治疗。

147

萨：你看出了任何端倪吗?

艾：她僵硬、紧绷的举止，她的上衣包得太紧。所以为什么不直接了当地说："我是一个男人，你是一个女人。身为一个男人我有权力……"那是我的权力！我并没有提到她是否有资格或应该去做的问题，我让它看起来纯粹是我的权力的问题。她满足了我的权力，在没有争辩、没有讨论的过程当中，她也照顾到她的权力。

萨：用一种不寻常的方式。

艾：而且是我的方式。之前她已经有过三年的治疗。我把它说成是我的权力，你要怎么去争辩，说它有问题？这是不容置疑的；因为它是不容置疑的，她不能去反抗它，所以她毫无选择地对她自己做出了正确的事。人们真的想要靠自己去做正确的事，他们不愿意让他人越俎代庖。（艾瑞克森笑）我可以花几年的时间像个傻瓜一样地说话，要她穿上胸垫，而她会和我争辩。我说那是我的权力，我的权力不是去知道那到底是不是胸垫，我只是有权力去看到一些凸出部位。（艾瑞克森笑）

萨：用一种让她陷住而无法动弹的方式陈述，但终究让她做出对自己有利的事情。

艾：除了对她有利之外，它还是伪装在我的权力之下。

萨：嗯。

艾：为什么不该用这种方式，来取代那些陈述优雅，却一直无法进入问题核心的治疗方式呢？

我想我最好进到屋内。（会谈结束）

第三天
1973年12月5日

如文中所注记，一些艾瑞克森在1973年12月5日所提到的案例曾在别处刊载过，因此，有一些案例在这里有所精简。然而，一些有进一步解释的例子，以及对于研究艾瑞克森有帮助的例子，在这里仍全文呈现。

艾瑞克森太太把艾瑞克森医生推进房间来。艾瑞克森一开始就提到约翰的治疗（见第一章第32页），那天约翰写了一封信给艾瑞克森，描述他对艾瑞克森及其个人治疗的感觉。

艾：好，我在他的生命里，一直是像神一样的人物。他现在已经把我看成凡人了。我在他眼中像个神的情况一直困扰着我，我一直试图在不直接告诉他的情况下，让他了解我是凡人，现在我想我已经让他有了这个想法。我想屋里的女主人（艾瑞克森太太）会是我的继承人。

艾瑞克森太太：艾瑞克森医生大概在两年前突然生了一场病，复原得相当快，但我想过当时如果他有什么不测，可怜的约翰可能就要被送到精神病院。我想那封信让我知道，他已经了解到自己可能会活得比艾瑞克森医生久。**（在艾瑞克森医生去世后）**约翰会照样来家里，我希望事情能够如我所愿。

艾：当你死的时候，我在想萝西不知道会不会在这附近……

艾瑞克森太太：喔，我想他们两个都会接受成为接替者，虽然我不希望他觉得自己有义务每天到这里来报到。好吧，我最好进去了。**（艾瑞克森太太离开）**

149

萨：你曾故意犯错，或做任何事让他觉得你是凡人吗？

艾：我没有犯什么错。我以巴尼的名义写了一封信给一位波多黎各朋友的狗——巫巫松饼；我写了几封信给松饼、费特司和我儿子的狗珍妮；我以巴尼的名义写了超过40首的一系列五行打油诗。你知道我们之前有一只和我们生活了13年的短腿猎犬，如今它葬在上面那边的墓地，它现在还会写信给"人类妈妈，艾瑞克森太太"。

萨：我不懂。

艾：它现在就葬在上面那边的墓地——它是死去的罗杰，而它现在还写信，信里署名为"鬼魂罗杰"。

萨：谁替它代笔？

艾：我。（艾瑞克森和萨德笑）

艾：我所有的孩子都听白色肚子的故事长大，"很久很久以前，有一只小青蛙，它有绿色的背和白色的肚子；因为它有绿色的背和白色的肚子，因此被叫做白色肚子。"我的每个孩子都很有自己的个性，他们每个人都要求不同类型的白色肚子冒险故事，所以我编故事来满足这些小孩的需求。

我那蓝眼珠的女儿，当她的孩子长到要求她讲故事的阶段，她说："我不会编故事，你帮我编好了。"所以我一直在写白色肚子的故事，让我的秘书打成许多份，把它们寄给我所有的孙子们。例如，白色肚子坐上一台时光机回到过去，它发现有两个小男孩正在蓝莓田里吵架——伯特和蓝斯（**艾瑞克森最大的两个儿子**）。我的孩子在小时候犯的错误，都写在白色肚子的故事里。

现在鬼魂罗杰也开始写家族历史。我的儿子罗伯从很小的时候就对锁具着迷。他在他家里放了一个防盗器，因为在凤凰城小偷很多。有一天下午，防盗器响了，惊动了附近的居民，一个女人打电话通知我们，而贝蒂打电话报警，跟他们约在罗伯家见面。在那里却没见到小偷的人影，警铃持续在响；警察搜索了整间屋子，并没有丢任何东西。然而，最后发现是罗伯的疏忽，他把信用卡夹在门缝里，让门锁保持打开的状态。

现在鬼魂罗杰正在写的故事，是有关上面那边新来的鬼魂鸽子和高贵多情的小雄马，而鬼魂鸽子跟沙漠巷1270号（**假住址**）吵闹的警铃声有关，它描述人类罗伯的蠢行，他竟然装一个任何小孩子都打得开的信用卡门锁。用幽默风趣的笔触为孩子记录下这些事情——他们非常喜欢这些故事。所以你看，你很幽默地报告所有这些事情，其他人会很喜欢读。

而在最近的信里，鬼魂罗杰说他遇到一些死去的狗，很久之前，当那些狗还是人类的狗时，它们住在内华达州席雅拉(Sierra)的一个矿区里。这些狗提到矿区里有一个男孩出生时，家人庆祝的情形。我就是那个男孩。

我的孙子知道我生平第一次被打屁股的情形。我还在地上爬，妈妈带我到山谷下的人类卡梅伦·卡宾（Cameron Cabin)家，我看到人类卡梅伦太太把一些东西丢进一个洞里，那个情况非常炫目明亮，让我深深着迷，所以我爬到火炉的纸堆旁，卡梅伦太太开始打我屁股。我爬到我妈妈坐的椅子下面，她非常生气。我仍然记得那个体型高大的女人从椅子上站起来，而那团明亮舞动的东西叫火。

萨：你的记忆力太好了。

艾：我念大学时正读到记忆，我想到一件以前的事，就把它记下来。我分别向我妈妈和我爸爸查证——他们有些记忆与实情不符；他们说我当时站着，被抱到婴儿床上，但我当时并没有婴儿床，我应该是躺着。他们给我看一棵圣诞树，其中还有两样看起来很像的东西，但我真的不知道那是什么。它们是猫和有一个脸上有很多毛的男人。

那是什么样的圣诞节？我爸爸和妈妈终于想到是怎么一回事。我爸爸受不了小婴儿一醒来就抓着他的胡子乱扯一通，在1904年的2月，他剃

151

掉他的胡须，而圣诞节是1903年。我父母花了很久的时间才想到他们什么时候驾着马车，带着一些猫到卡梅伦·卡宾家。我发疯似地哭闹，他们搞不清楚我怎么了，而我也不清楚他们为什么这么笨。我想要坐在那一袋猫旁边，我那个时候两岁。当然，在我三岁的时候，我们搬到威斯康星。

邻居们都觉得我很可怜。我有一个比我小两岁的妹妹，她一岁就会说话。邻居们很同情我妈妈，因为我是"智障"，我一直到四岁的时候才开始学说话。我妈妈回答邻居们说："这个男孩子太忙了。"现在鬼魂罗杰正把这一切写下来。

当我爸爸在内华达经营一个矿区的时候，我想我妈妈当时是28岁，我的父亲是矿区的工头，他把我妈妈找来，我妈妈带着我大姐到内华达。妈妈在外婆这样的信念下被抚养长大："绝对不要离开家超过十里，因为要是你这样做，你就会死掉。"我的外婆会这样说，是根据她自己的知识。我妈妈一路来到了内华达。

当她抵达后，她被派去负责管理矿工的员工宿舍。一支20头驴的货运队每六个月才来补给一次，那么，你要买多少盐、多少面包苏打、多少胡椒、多少面粉、多少咸猪肉——你要买多少东西来经营一个容纳二三十人的员工宿舍。我妈妈在28岁的时候必须要会处理这些事。所以我写下人类克拉拉（Earth Clara）和人类艾伯特（Earth Albert）的故事，我写这一类的故事。

催眠大师艾瑞克森和他的催眠疗法

依赖潜意识的智慧

萨：**（看着艾瑞克森书桌后档案柜上方的一张照片）**他们是你的父母吗？

艾：嗯，那是他们结婚65周年的纪念照。

一位从南美来的精神科教授找我做心理治疗。**（这个案例记载于Rosen, 1982a，p.66，以及Erickson & Rossi, 1977, p.43）**我之前就知道这个人，也知道他的名气。他比我聪明许多——教育背景比我好，书读得比我多，堪称是世界上最自大的人——他以自己的卡斯提尔人血统（Castilian blood）为傲，既自大又骄傲。他要做心理治疗，他说服一个基金会赞助他接受我的治疗。我想自己究竟要怎么处理这个个案——自大、骄傲、比我更聪明、教育背景比我好、书读得比我多。你会怎么做？

萨：我不知道。

艾：我知道我要发明一些方法，我把这个问题留给我的潜意识，我知道我的潜意识比我更有智慧。所以他来看诊，先自我介绍，我记下他的名字、年纪——所有的基本数据，然后我说："让我们谈谈你的问题。"我们的面谈在两点钟开始，第一次的面谈持续了两个小时，我问他问题；我抬头看了一下钟，它指着四点钟，他那时才离开。我打开我的档案夹，看到自己在里面做了很多注记，我进入了催眠状态。14次看诊之后，他跳起来说："艾瑞克森医生，你失神了。"他的话把我吵醒了。

萨：（笑）

艾：我说："是的，我是失神了。我知道你比我聪明、看的书比我多、教育背景比我好，而且知道你有多自大。我利用我的潜意识来替你做治疗，因为没有人比我的潜意识更有智慧。"他并不满意我的说法。自此之后，我在清醒状态下继续和他面谈。

　　有一天他看着我父母的照片说。"那是你的父母吗？"我说："是。"他说："你父亲的职业是什么？""他是一个农夫，已经退休了。"他鄙视地说："喔，野蛮人。"

　　我说："没错——野蛮人。而就我所知，你身上流的血很可能就是来自我的祖先维京人所生的杂种。"

萨：（笑）

艾：他知道他的历史，他知道所有关于维京人的历史——强盗、劫掠、抢夺所有的欧洲海岸——英格兰、苏格兰、威尔士、爱尔兰和地中海。他从此没有再讽刺我。

萨：嗯。

艾：我维京祖先的杂种。（笑）他知道，我知道。

一个人应该学习在任何情况下都依靠自己的潜意识行事。大部分的人都依靠自己的意识，有的只是抓住意识上一闪而过的念头。当你依靠自己的潜意识时，你会有许多精彩丰富的学习。

萨：我不是很了解要怎么做，或你所说的真正意思。

艾：嗯，"你的父母是野蛮人"是一句侮辱的话。

萨：而你是用意识来回应。

艾：我的潜意识根据我过去读的东西，冒出来一个回答。

我给你另外一个例子，当我人在密歇根的时候，L博士来到底特律，他接了一份和法官共事的工作。

他做的第一件事，就是去韦恩州立大学的心理系，表示他同时拥有哲学和医学博士学位。那位系主任已经在位很久了，他说他们真的应该让他退休，让L博士来当系主任。

然后他去医学院跟院长说自己同时拥有哲学和医学博士学位，还有精神科的临床经验。院长应该把我（**艾瑞克森**）从师资名单中换下来，他会很乐意接我的位置。

他跑到底特律许多精神科医生的办公室，对在等候室的病人抱怨，认为他们应该看一位好的精神科医生（**也就是他自己**）。

当他第一次到自己的办公室时，他打量着那个将担任他秘书的女人，然后说："X小姐，你长得很普通；你已经三十多岁了，还没结婚；你看起来比实际老；你有斗鸡眼，有一点超重，但我不介意让你当我的情妇一阵子。"这就是L博士的为人。她相当愤怒，辞去了工作。

接着第二次世界大战爆发，他写了一封长达17页的信到军队去，解释为什么他们应该任命他为将军，让他来照顾其他将军的精神健康。军队回信："在当前的状况下，我们借重不到你这种才能的人。"（**艾瑞克森笑**）

当然，L博士在他的办公室并不受欢迎。有一个人暗地里拿了L博士原始信件的副本和军队的回复，送到一家赫斯特报社（Hearst Newspaper），L博士先前已经与这家报社交恶。报纸的标题写着："军队说L博士没有用。"

现在他的秘书已经变成我的秘书，当报纸的消息在街上流传时，我的秘书读到了这则头条，她说："让我们拜访瘦小的L博士（**他很胖**），猫哭耗子假慈悲一下。"我说："如果你想的话，可以自己打电话给他。因为当我出手的时候，那一定要是致命的一击。我不知道何时及如何去做，但我会让我的潜意识去处理这件事。当瘦小的L博士被击倒时，他才会真的了解到刚挨了一棍。"

好，这大概是在七月底或八月初的事情，我不确定是哪个时间。十一月的时候我去参加一个医学会议。会议开始前，我和很多医生在休息室喝着潘趣酒（punch）及聊天，瘦小的L博士走进来，然后说："嗨，米尔——你知道些什么呢？"我回答说："我只知道我在报纸上读到的东西"——威尔·罗杰斯（Will Rogers）的名言。

萨：嗯。

艾：你再也想不出比这更好的回答。你可以听到玻璃杯掉到桌上，其他的医生冲去打电话；赫斯特报社刊出一则报道："*艾瑞克森告诉L博士他只知道他在报上读到的东西。*"然后L博士搬到佛罗里达。

我的理智想不出任何这么尖锐的话，而且是他自己先起了头。我的潜意识当时正在运作，它已经蓄势待发。在我的潜意识里有很多连我自己都不知道的事情，这就是潜意识运作的方式。我突然记起威尔·罗杰斯的名言，而那真的在密歇根深深地刺伤了L博士。

好，关于教育约翰我是凡人这件事，我一直都采取潜移默化的方式。我到处释放一点信息：我把艾瑞克森太太取名为"屋里的女主人"，我是"老家伙"，而巴尼写信说他和老家伙之间的战争。波多黎各的巫巫松饼写关于老家伙的信给巴尼，费特司和珍妮也写了关于老家伙的事。

（**艾瑞克森声调变柔和**）那么，了解到你有潜意识的心灵，你就不用担心任何事情。依靠你的潜意识去提供正确的答案——在正确的时刻，做出正确的行动。

以催眠辅助射击训练

我在陆军步枪队教射击。（**这个案例的精简版刊载于Rosen，1982a，p.107**）我没有太多的个人经验，只有小时候在田里用过两次来复枪。步枪队的射击教练读过我的报道，有一次旅行的时候，他在凤凰城停留。他把我介绍给步枪队，想要知道我是否可以用催眠来帮助射击，因为在射击比赛当中，紧张是一个问题。你要射击40回，第1次你命中红心，然后你会想："我第3次还会射中吗？那第4次、第5次、第6次、第7次呢？"当你累积到30次的时候，你的紧张程度已经到了极限。他带着这个问题来找我。

我说："可以，我能训练这支队伍。"我找来一位催眠受试者，做了一次示范；步枪队认为我知道自己在做什么。我去了佐治亚的福特贝宁（Ford Benning），但部队不确定我知道自己在做什么。他们丢了两个已经受训两年的步枪队员给我，如果满分是一百分的话，他们只能得40分，最低及格分数是60分，所以他们丢了两个40分的人来让我训练。

我训练这支队伍，他们去参加莫斯科的世界射击比赛，第一次打败前苏联人。而那两个部队丢来的"失败者"也在参赛的行列当中。因为我教他们的是："首先，让你的脚底觉得很舒服、你的脚踝觉得很舒服、你的膝盖觉得很舒服、你的大腿觉得很舒服，再来是你的臀部、躯干、手臂和肩膀。然后你的手臂很舒服地夹住枪托；然后让枪托很舒服地放在你的肩上。然后享受你的脸颊抵住枪托的感觉，再来你可以把枪管很舒服地上下来回瞄准目标。当一切都觉得非常舒服的时候，你轻轻地扣下扳机。"这就是我训练他们的方式，我让他们有自我调整的空间。

其中有一位最后成为全国来福枪射击冠军，他按着自己的状况做了一点调整，他最后做的一个动作是让牙齿也觉得舒服，当他觉得牙齿的状况很好的时候，他才会扣下扳机。（**艾瑞克森笑**）他的绰号叫布尔齐（Blinky，眯眯眼）。

布尔齐在几个月前退伍，他离开部队之后，参加过全国来福枪射击锦标赛。当他还在服役的时候，他跟我谈过他的未来，我跟他提到射击是一种有年龄限制的运动，他真的应该发展一个可以持续50年的事业。温切斯特来复公司请他去促销他们公司的产品，我说："这个工作没有前途。你还可以找到其他可以夺标的事业。"我认为他应该去找一个对他意义重大的职业。他现在是一个兽医，之前他顺道来拜访我，当时刚好在凤凰城参加一个兽医会议。

他一直待在市议会：他在自己的家乡当市长、市议员——我不知道他全部的头衔；他是当地最受欢迎的人，他具有那样的人格特质。他来拜访，追忆那段在部队的日子——冠军的日子，和他在兽医界的经历。他变成当初我期待的样子。

另一个步枪队的成员可能会成为美国临床催眠学会的领导。

当你知道你有潜意识的帮助，就放心地依靠它。有一个当律师的病人来找我，他说："明天早上，我必须到土桑市参加律师的资格考，我已经落榜五次了。我从威斯康星来，我不喜欢住在那里；我太太也不喜欢。我们打算搬到亚利桑那，重新建立我们的家庭。"他说："那么，你能催眠我，让我通过律师资格考吗？"

（电话响起，艾瑞克森接起来，是一通长途电话。）（对电话里的

人说）我从1965年就开始坐轮椅了。我没有太多的力气，你的男孩需要用很多力气帮助，而我的体力没有办法负荷。（**艾瑞克森挂上电话**）

（**对萨德说**）刚刚那通电话是一名男子从纽约打来，他有一个16岁的儿子。从12岁开始就吸毒和酗酒。母亲没有这个孩子的抚养权，父母已经为了这个问题吵了好几年，这位父亲最近刚跟母亲离婚。那个孩子是个悲剧，毫无希望。现在这位父亲试图要帮助他的孩子，他已经带儿子看了很多精神科医生——弗洛伊德学派、荣格学派、莱克学派（Reichian)，试图矫正这个孩子的问题。

我不喜欢理论的框架，理论框架——它们产生了什么结果？有比这还荒谬的事吗：一个欧洲人，在欧洲长大，在欧洲受教育，来到美国，试着想了解美国的历史。

我想到自己在马萨诸塞州伍斯特的经验，一个之前在冯特(Wundt)实验室工作的俄裔德国专业心理学家来到伍斯特，想要认识美国的心理学。我觉得他很有趣，他的研究工作做得很好。有一天晚上他建议我们开车去旧金山吃晚餐，当天晚上从马萨诸塞州的伍斯特到旧金山吃晚餐。（**艾瑞克森笑**）不知道他对美国的概念到底是什么？（**有敲门声，一位病人进来。我们之后继续会谈。**）

艾：我刚刚讲到哪里？

萨：你开始谈到善用潜意识。你正说到一位律师的故事，他需要到土桑市参加律师资格考。

善用潜意识

因为这个例子在我另一本书记载过（Zeig, 1980a p. 58)，在这里我只简述摘要。艾瑞克森的做法简单明快，他告诉这位律师在开车到土桑市的路上，享受沿途的风景，要他"感到幸福，因为这样的风景就是他未来要生活的地方"；在回程的时候，他要从反方向再去享受沿途的风景。

在考试的时候，他读到的问题，没有一道题是有头绪的。然后他会再读一次第一题，然后"有一点线索"会从笔端流泻，在那一点线索用完的时候，他会继续写下一题。

艾瑞克森并没有马上得知他的治疗是否有效。然而，一年之后，一名女士在预产期前不久来找他做催眠生产，那是律师的太太。艾瑞克森对那位女人的催眠治疗是去暗示她：她的下半身属于妇产科医生，上半身属于自己。在分娩的时候，她会去想孩子的性别、名字，护士会觉得孩子长得像谁……等等。

几年之后，在第三个孩子出生后，这个律师回来找艾瑞克森，艾瑞克森成功地治疗了他背痛的问题。

然后艾瑞克森继续说。

艾：好，潜意识比你知道的还要睿智许多。（艾瑞克森改变他的语调）你在大热天很口渴的时候，喝了一杯饮料，而你知道那是一杯解渴的饮料，在水分到达血液里之前，你早已经知道；你在寒冷的冬天感到口渴，你喝一杯饮料，在水分被吸收之前，你早就知道那是杯解渴的饮料。你不会去算你喝了几口，但在夏天喝饮料和在冬天喝饮料，喝了几口的次数确实会有很大的不同。

当我第一次来到亚利桑那，我要艾瑞克森太太不要在食物里加盐。你在酷热沙漠里对盐的需求，会比在密歇根要来得多。我们让孩子们自己在食物里加盐，我做了一个标示，上面写着他们摇盐罐的次数——在夏天要摇几次，在冬天要摇几次。那么小孩子怎么知道要如何满足他们对盐的需求？如果没有足够的盐在食物里，尝起来不会好吃。

人们从明尼苏达、密歇根、威斯康星和东边其他的地方来到亚利桑那，大人可能会受不了酷热，因为他们继续延续他们在东部时用盐的习惯。在沙漠区你必须要增加盐的摄取量，我知道这点。我必须告诉我很多的病人："在你的食物里多加一点盐。"

潜意识知道要用多少盐、要喝多少口饮料，而意识一点也不知道这些事。

萨：在夏天会多喝几口。

艾：需要更多的水分。你知道，在43摄氏度，你大量地流汗，由于湿度只有11%、10%、8%或13%的缘故，汗水立刻就蒸发掉。如果你靠在汽车椅垫上，马上会汗流浃背；但当你坐直后，不到一分钟的时间，你的衬衫就完全干了。那意味着你最好喝大量的水，在补充大量的水分后，你的身体不可能不流失钠，所以你只能增加盐的摄取量。

当你静静地坐着，然后握紧拳头，你的呼吸会如何改变。你的呼吸确实会改变。至于你的血压呢？所谓的测谎器就是告诉你：当某人正在跟你说话的时候，你的血压和呼吸如何改变。你的潜意识从经验值里学到这些知识。

当你坐在一辆门窗紧闭的汽车里，一路开在高速公路上，一只蜜蜂迎面撞上挡风玻璃。你的意识可能知道它不会打到你的脸，但你还是会眨眼，猛然退后，你不能控制你的反应。你的潜意识说：当你清楚地看着一个物体直直向你冲来，你要躲开。

萨：嗯。

艾：而你的潜意识用许多方式去反应身体的需求。如果你让你的身体响应，你就能善用你的潜意识。

不说"请"的囚犯

好，我昨天收到一名离婚妇女的来信，她打算嫁给一名出狱的囚犯，他是我治疗成功的病人之一。目前的问题在她的孩子身上，他们不能理解为什么这个男人不说"请"字。他出生在一个"请"字是陌生词的家庭；他大半辈子都待在监狱和少年感化院里，在那里你听不到"请"，只听到命令和断然的要求，然后你就开始一个口令、一个动作地反应。所以他大半辈子都生活在不知道"请"字的地方。现在一听到"把奶油传给我"就只是"把奶油传给我"，它没有"请把奶油传给我"的意思。"关上门！"他就是这样对孩子说话，他们不懂为什么他不能说声"请"。今天早上我和艾瑞克森太太谈到这个问题，我必须见见这些孩子，向他们做个解释。

我有一个姐姐和一个妹妹，她们两个让我的童年不太好过。她们会拿走我的东西，逼我说："请还给我，美女请还给我，美女，美女请还给我。"她们会逼我说："美女，美女，美女，美女请还给我——请还给我，请还给我，请还给我。"我长大后很恨"请"这个字。我所有的孩子都在想："为什么爸爸不说'请'呢？"我通常会注意到在一些情况下，我应该 要说"请"。另一方面，我是客气的，但我实际上从来没说过 "请"，因为我被制约成去反对这个该死的字。但是，因为我的语气很客气，所以还不太会伤人。

这名前囚犯说话的语气不太客气，因为这是他唯一知道的说话方式。他要我给他一些建议，**（这个案例在Zeig, 1980a，p.216有进一步的说明。）**我给他一些有帮助的建议，他说："你真是砍到我的痛处了。"这不是你会跟人说话的方式。然后，在43摄氏度的高温下走了12英里路回家之后，他跑回来问我："你之前跟我说的那件事是什么意思？"**（艾瑞克森笑）**所以我再告诉他一次："我会给你的帮助是——在我的后院有一个床垫和一张毯子，有一个棚子让你不会淋到雨。你可以由后门进出；我们会给你冷掉的烤豆子吃。后院里还有一个水龙头可以提供你饮用水。你可以待在那里，然后思考你是否要克服酒瘾的问题。如果你要我收起你的鞋子，好让你不会跑走，你必须要求我。"

他在后院待了五天五夜。然后他离开，开始去找工作。他参加酒瘾者互诫协会（Alcoholics Anonymous），一个礼拜到协会两次。他带他的女友到那里去，他们打算在情人节结婚。

奋力克服恐惧

好，在（和我太太）讨论我不说"请"字的问题时，我提到我儿子罗伯的问题。你见过他，不是吗？

萨： 没有，我和萝西去他的房子，但他不在，所以我没有见到他。

艾： 罗伯对待家人的举止有时候有点直率。为什么？他是八个孩子中举止应对最得宜的一个，他也是个独来独往的孩子。他七岁那年被卡车撞到，我到好撒马利亚人医院（Good Samaritan Hospital）去确认他的身份。我问："伤势如何？"急诊室的医生说："大腿骨折、骨盆碎裂、全身淤青、头盖骨破裂和脑震荡，我们还没有检查内脏的伤势。"我问："预后如何？"他们说："嗯，如果他撑过未来48小时，就有活下来的机会。"

我回到家，把家人都叫来，我说："我们都知道罗伯，当他做事情的时候，会把事情做好，我们大家现在都靠罗伯把事情做好。他只是发生车祸，两条大腿骨折，他的骨盆碎裂，有脑震荡，没有内伤。如果罗伯撑过未来48小时，他就有活下来的机会。我们要让他把事情做好，所以哭是很不礼貌的，我们都帮不上忙，去做你的功课或者是家事；不去睡觉是很不礼貌的，因为我们会做我们的工作，而罗伯也会做他的工作。你可以很舒服地上床睡觉。因为罗伯会做好他的部分。"

我们都上床睡觉，仿佛没事儿发生。罗伯确实有一段艰难的复原期，他必须为复原付出惊人的努力。当他从医院回到家的时候，他兴奋不已。他的身体打上石膏，抬担架的人把他抬进来，放在沙发上，罗伯说的一些话，让抬担架的人差点掉下手中的担架；罗伯说："我很高兴有像你们这样的父母，其他可怜的孩子，他们的父母每天下午都会来探访，孩子们会哭得稀里哗啦；然后他们晚上会再来，孩子们又哭；星期天，那真是糟透了，孩子们整天哭个不停。而你们没来看过我一次。"我说："不是这样的，我们要你赶快好起来。事实上，我们曾打电话到医院去问你的状况，也到护理站透过玻璃窗看你，但你看不到我们。我们让护士把我们送你的礼物拿给你。"

我在探访日实习的时候，会在探视者来之前、之中和之后替病人量脉搏、血压和呼吸率，探视者无可避免地减缓了生病亲人复原的速度。

萨：所以有时候什么都不做是最重要的……

艾：（同时说话）是全世界最重要的事。当我和贝蒂在芝加哥的时候，克莉丝提和她的朋友在一起，她骑着一头驴，当时她十岁。那头驴走到一棵柳橙树下，把她撞下驴背，摔倒在地上，她的手肘骨折，朋友赶紧把她送到家庭医生那里，那位医生战战兢兢地处理着，因为病人是一位医生的孩子。她整个膝盖都 骨折，那是很糟的骨折状况，这种情况需要繁复的手续去固定关节，再打上石膏。当一切都顺利完成后，医生犯了一个大错，她拍拍克莉丝提的肩膀说："小女孩，别担心，你会好起来的。"她说："我当然会好！那是一只好手臂啊！"一个小孩子就应该有这样的态度。

好，罗伯当时面临着严峻的考验，他必须付出极大的努力，这种情况有时也出现在他面对家庭的自我调适上；他的太太卡西现在怀孕了，而他是全世界最多虑的人，他有时候太过头了，会产生一些紧张状况。

当他把石膏拆掉的时候，他躺在沙发上。你很难想象这是什么样的情况，你从十二月到三月都一直裹着石膏，现在居然要把它拿掉。他转到另一侧，看着地板说："爸爸，你知道到地板的距离就像到天花板一样远吗？"躺在床上这么多个月，会让你的空间感扭曲，视线所及就只有床到天花板的距离。当他看着地上，距离似乎非常遥远。最后他终于鼓起勇气，站起来走进厨房。当你有几个月没有走路，你会丧失许多身体的记忆，所以我陪着他穿过房间，我知道将会发生什么事，第一件发生的事是你忘了怎么去弯髋关节，他弯得太厉害，重重地摔倒在地上，我说："罗伯，我不认为你把地板损害得太严重，我想地板应该会没事。"

我在想什么时候他敢走下前廊的台阶，走下前廊的台阶是一件恐怖的工作，一件很吓人的事——就像是试着要跳下大峡谷一样。所以他走到门廊，坐在栏杆上，他看看下面的庭院，再看看门廊的地板，我什么都没说，他才是那个要走下那些阶梯的人。

有一天他走下台阶，牵了他的脚踏车，骑去逛一圈。好，车祸发生在塞普勒斯街和第三大道之间的转角，我在想他什么时候会过那条街，自己又该在这件事上做些什么。他骑着脚踏车到第三大道，左右打量着街道，估计一下交通流量，看看对街，再估计一下两边车道的交通流量，然后骑过来。对他而言那是一件最恐怖的事，但他做到了。

还有一件事，他不晓得我之前并不知道这件事，他妈妈带他去看牙医。牙科诊所在二楼，阶梯是用横木做的，你可以透过横木间的空隙看到下边的地面。他开始上阶梯，他说："你先上去，我会到牙医的办公室找你。"他靠着自己一路爬上去，我可以跟你保证，那一定是非常恐怖的经验。他出了牙医办公室，说："妈，你先去开车。我会在××街和××街之间的转角和你碰头。"他独自走下阶梯，强迫自己用正常的姿势走路。你知道那是多么恐怖的经验，以及那么做需要怎样的自控力吗？

我小时候住在农场时，有一个男人在森林里一英里半的地方上吊自尽。附近所有农夫都说他的鬼魂还在那里，为了避开那个地方，他们宁愿多开三英里路，也不会开上穿过那片森林的高速公路；他们会绕道而行。

好，我被我的玩伴吓坏了，他们告诉我："如果你连续梦到三次同样的梦，它就会实现。"我连续三天梦到一只老虎要攻击我，我真的很害怕那只老虎会从暗处跑出来。当我知道那个鬼魂的事时，我等着天黑，那是一个没有月光的暴风雨夜晚。我缓慢地走了一英里半的路，进入森林里。然后我转身慢慢地走回来，沿路捡着树叶，拍打着树木的枝干，臭鼬、老鼠等小动物连忙地跑开。我知道什么是真正的奋战，从此之后，我再也没有经历过恐惧。

讽刺剧的主角

萨：就是说有一些事情你必须为自己而做。

艾：**（同时说话）**……为你自己。但它留给你强大的行为制约模式。

当我和病人工作的时候，我都怀抱着极大的热情，这对病人非常重要。当我念医学院的时候，一位外科医生教授精神医学，他用一种很松散的方式叙述他的手术经验。他考试的时候会带着几瓶威士忌和几个杯子，然后说："孩子们，这就是考试。"

当我在密歇根成为医学院的老师时，在第一堂课我说："所有的学生都知道，每个大学教授都认为他教的课是最重要的，这是很可笑的一件事。我不是那种教授，我不是认为我的课是门重要的课；我**知道**它确实是。"（艾瑞克森和萨德都笑）

当我说："我**知道**它确实是"的时候，我真的吓到他们了，然后我给他们一份阅读书单，针对那些对精神医学真的有兴趣的学生，还有第二份书单；在第一堂课之后，许多学生签署了一份请愿书，要求院长把我从教师名单中撤换下来。院长告诉我这件 事，我说："我一点也不喜欢这样。我对教学很严谨。"院长说："你要我怎么处理这件事？"艾瑞克森说："把请愿书给我，我会好好处理。"大概六个星期以后，学生真的喜欢我，也真的喜欢这门课；当他们早上进教室的时候，我把请愿书放在黑板上。我没有提到关于它的任何一个字，没有人问起关于它的任何问题。他们还能怎么做呢？（艾瑞克森笑）

在高年级庆祝毕业的活动中，他们总是会演一出讽刺剧。有四位教授会雀屏中选，里面有一位是大家最不喜欢的。有一年的讽刺剧，他们放了一个夜壶在桌上，所有人排成纵列，齐声说："早安，X医生。"（艾瑞克森笑）

好，有一位罗区（Rachel）医生，他是内科大夫，他有一种不寻常的能力。当六个学生围着他，同时问问题时，他能够回答所有六个问题，他分别听到了同时问的六个问题。当然，他也变成了讽刺剧的主角；那个演他的人，被问了一堆非常复杂又冗长的问题，然后他一个接着一个、正确地回答那些复杂的问题。

然后有一位帕特·嘉士柏（Pete Jaspers)。有一个帕特·嘉士柏的

165

例子。我当时在士兵征召委员会，我检查一名入伍新兵，他的表格上写了个红色的"R"，表示退训。这名新兵是个眉清目秀的年轻人，体格很好，肌肉发达。当他走过嘉士柏的摊位时，嘉士柏看到他，也看到那个红色的"R"，他说："是哪个该死的蠢蛋退训一个像这样的新兵？坐下。"那名新兵坐下。嘉士柏非常仔细地检查他，然后写上了第二个红色的"R"。他走过来我的摊位说："你知道，我是同一种该死的蠢蛋。"（艾瑞克森笑）

他指导我的住院医生一门神经学的课，他问一个相当聪明的 小伙子乔（Joe）："对……适当的治疗是什么？"他说了一种很冷僻的神经疾病，乔答对了正确的处方，而嘉士柏说："你这个尖头的白痴，你从哪个该死的笨蛋那里得到这个错误的信息？"乔说："我在一篇文献读到的。"他说了文献的标题，是由帕特·嘉士柏医生所发表的文章。嘉士柏说："从那之后，我又有新发现了。"（艾瑞克森笑）很完美的答案。他总是讽刺剧里的主角。

而我也成了他们讽刺剧里的主角。我戴着一个很大的紫色领结，手里拿着一堆手稿，说着我那句名言："我替你们班准备了一张分量较少的阅读书单。"然后他们展开了一卷大概有二十英尺（约6米）长的手稿。"至于那些对精神医学稍微有一点兴趣的人……"然后展开第二卷手稿。"至于那些确定对精神医学极有兴趣的人……"然后是第三卷手稿。（艾瑞克森笑）第一张清单大概有40本书，第二张20本，第三张50本。

接下来艾瑞克森说的是安妮（Anne)的故事（记载于Rosen，1982a, p.231）。她是医学院的高材生，但是习惯迟到，医学院的人都在猜艾瑞克森会怎么处理这个情况。开学第一天，她上艾瑞克森的课迟到，进教室时，艾瑞克森向她问好，所有的老师、学生和职员那一整天都不断向她问好。从此之后她都准时上课。

当其他人都束手无策的时候，艾瑞克森只是"献上敬意"，用这个介入方式改变了安妮的行为模式。

催眠大师艾瑞克森和他的催眠疗法

观察隐微线索能力的培养

萨：我想问一个问题：你对于别人言语和动作中隐微线索的观察力相当惊人。我想要自我培养这种技巧，你有什么建议吗？

艾：无论何时，当你观察出一些端倪之后，把它记下来，并写上时间，把它们锁好。当你发现佐证或是反证时，回去看你当初的观察记录。如果你说："我想那个女孩子在谈恋爱。"把它写下来，或许在三个月之后你才会发现她谈恋爱的证据。如果你只是写"她有一段恋爱关系"，你可能会记不住；你最好写："我想她爱慕这个和那个。"或者是"我想她已经爱上某人了。"你不会记得三个月以前写的东西，所以你从锁住的抽屉里把它找出来，仔细看当初写的观察记录，这样一来你就知道你的观察是否正确。

萨：嗯。

艾：而你会学到很多东西。几个月之后你发现一些事情，你会说："喔，没错，我几个月前就注意到那件事。"然而，你可能没有。也许你有，也许你没有，也许你想的是其他的事，因为你甚至不记得你上周所了解的是什么。但当你把它们记下来，并运用它们，你核对了自己的能力。

> 这里艾瑞克森说了一个案例（记载于Rosen,1982*a*，p.182），他注意到一位女子拍掉袖子上的棉絮时，她不像一般女孩子会"将手肘绕过胸部"，据此他对这个病人做出异装癖的诊断。

艾：当我的女儿们11岁或12岁的时候，我就知道他们成人后的胸部大小。因为人类的身体会为未来的成长预作储备，它会有周全的准备。在怀孕两周后，骨骼的钙质储量会有大幅度的改变，这个时候几乎看不出任何怀孕的迹象；然而，身体知道发生什么事了。

好，我一个还不到青春期的女儿刚好伸出手去拿收音机上面的东西，我注意到她手肘绕过胸部的幅度，所以我要艾瑞克森太太在女儿洗澡的时候，进去看她的乳头有没有什么改变。贝蒂告诉我："乳头才刚要长出来而已。"

第四章 米尔顿·艾瑞克森会谈实录

167

我想我应该告诉她，她以后乳房会很小，因为她手肘绕道的幅度很小。我跟她说胸部小很好，当你变老的时候，乳房不会下垂到腿上。你不用为了要洗乳下的部位，而必须要把它们甩过肩膀。

之后有一天，我告诉她我必须向她道歉。如果她结了婚、哺乳孩子，她会有中型的乳房，在孩子断奶后，乳房又会回到原来的小尺寸。因为那时她一直在当保姆，照顾一个还在喝奶的婴儿，我注意到她手肘绕道的幅度变大。现在她给自己的孩子喂母乳。她有小型的乳房，这在她10岁的时候我就知道了。而当她12岁的时候，我知道如果她怀孕的话，会有中型的乳房，之后又会恢复原状。现在当我跟她说任何与解剖或生理有关的事，她都会相信我。

萨： 我想那是一定的。

艾： 有多少人会观察别人走路和移动手臂、手和手肘的样子？

好，在士兵征召委员会里，等待体检的新兵大排长龙。他们都挤在摊位前，很难进行精神健康的检查。没有新兵会想要让人听到他的检查状况，所以我说："好了，男孩们，排好队伍。"其中有一位很泄气地走到队伍后面。我告诉他："公交车司机，进来。"那个小伙子走进来，他说："你怎么知道我是公交车司机？"我说："你刚刚扯着嗓门喊'排到后面去。排到后面去。排到后面去。'多久啦。"（**艾瑞克森笑**）他说："我喊了很久了，但没人照着做。当你说'退后。排好队。'时，我急着想让他们退后。"（**艾瑞克森笑**）这只是常识。

我用我的方式在医学院替威斯康星的感化院和监狱的犯人做精神健康检查，包括密尔瓦基郡感化院（Milwaukee County House of Correction）。我对犯罪行为知道不少，我曾在底特律当过14年的法院顾问。这是为什么我知道怎么跟帕特说："你想要帮助。你是一个酒鬼，你是一个坐过牢的人，你一直都为了喝酒而工作；你在你女朋友那里白吃白住，她已经受不了你了，把你扫出门。现在你才说你需要帮助。在我家后院有一张床垫，你可以待到你不想待为止。我会给你一条毯子。后面有一个水龙头，如果你从后门进来，你可以有冷掉的烤豆子当食物。""你真是砍到我的痛处了。"他说完就离开，在大太阳下走了几英里路去找他女朋友，她说："从这里滚开。我已经受不了你了。"所以他回到这里来找我。

治疗酒瘾者

有一个男人走进我在密歇根的办公室。**（这个案例在这里的陈述，可对照于著名的版本Wilk，1985, p.216）**他说："我42岁，在航空界有很多辉煌的纪录。我从12岁开始喝酒，刚结束长达三个月的狂饮。"我问："那在这之前你在做什么？""嗯，才刚从另一次长达三个月的狂饮清醒不久。我来找你是因为你是斯堪的纳维亚人，我也是。一个老古板（squarehead)可以跟另一个老古板开门见山地谈话，老古板也能了解老古板的想法。"

（对萨德说）你知道老古板这个词，不是吗？"艾瑞克森"是斯堪的纳维亚名，而一个斯堪的纳维亚人就是一个"老古板"。

我说："好，所以你是酒鬼已经有30年了。你有很多飞行纪录。"他说："是，我是毛毛虫俱乐部（Caterpillar Club）的第22位会员。"

（对萨德说）你知道那是什么吗？当你在一架飞机上，你要你的技师跳伞；当他安全跳伞，你接着跳伞，如果你还活着的话，就成为毛毛虫俱乐部的成员。那是他年轻时的事，他十几岁的时候。

他说："我有一本收集飞行记录报道的剪贴簿。"我看了那本剪贴簿。他是第二次世界大战美国空军哈普·阿诺将军（General Hap Arnold）❶的朋友，他和哈普是同时期的飞行员。他很早就飞行横跨过美洲大陆。我不知道他赢过多少次飞行比赛。而现在他是父母的寄生虫，才刚刚结束长达三个月的狂饮，在这之前还有另一次三个月的狂饮。

---

❶ Henry Harley Arnold,1886—1950，美国五星上将，又称为Hap Arnold，毕业于西点军校。第二次世界大战期间担任过美国陆军空战总指挥官。——译者注

我说："好。首先，那不是你的剪贴簿。你只是一个不折不扣的酒鬼，你是那些好人身上的寄生虫，吸你的好爸妈和好太太的血。你是个乞丐，你乞讨，你偷东西，而你竟然说自己是那本剪贴簿的主人。创下那些纪录的男人是一个真正的男人，你绝对不是一个男人。"在几个小时内，我让他回顾自己过去的样子。

我问他通常是怎么喝醉的，因为喝醉会有固定的模式。他说："我点两大杯啤酒，一手一杯。我喝光所有的啤酒，然后再追加一杯威士忌。"艾瑞克森说："当你离开这里之后，如果你是一个男人的话，下楼开你的车，开到利佛诺斯大道，把车停在中带街，走进米尔史达酒馆，点两大杯啤酒。"他气急败坏，我说的话非常刺耳。他离开办公室，在下楼梯的时候还狠狠地撞了一下。

之后他告诉我，他停在酒馆，点了酒，手里拿着两大杯啤酒，他突然意识到："我现在正在做的事，竟然完全跟那个狗娘养的说我会做的事一样。"他说："所以我放下酒杯，从此以后 我再也没有碰过一滴酒，我甚至连那两杯酒都没喝，付了钱就走出来。"我回答："你一直因此而沾沾自喜吗？你一直都在说谎，你每个礼拜都在'嗑药'。"他说："你怎么知道？"我 说："我知道酒鬼的样子。"所以之后我真的告诉他过去是怎么样的一个人，他知道我是对的。那是在1942年的9月26日。

在同一天，他到底特律市中心的一家健身房报名。他每天去健身，将自己的体格锻炼到最佳状态。十一月的时候，空军接受他回去服役，但没有飞行资格。他是空军上尉，但他被停飞。他是一个好军人，他会从基地打电话给我说："我现在意志薄弱。"有一次他打给我说："我这里有一瓶莱姆酒，我该怎么处理它？"我说："把它带来我的公寓，我提供酒杯和冰块，我们一起喝醉。"他过来，我准备了两个放了冰块的酒杯，我倒酒到我的杯子，再倒到他的杯子。我开始喝酒，他说："你真是该死、差劲、狗娘养的！你会跟我一起喝醉！"我说："这不就是这瓶莱姆酒的功能吗？"他说："你去死吧！"然后就走了。

另外一次，他来找我，说："你告诉过我任何时候我想去喝醉，你都会陪我去。所以我的车已经在这里等了。"我说："好。"我叫贝蒂，告诉她不用等我，也不用担心。我问："哪一间酒吧？"他告诉我，我说："好。"酒吧在东迪朋（East Dearborn）。我很舒服地坐在车里，车子开了两英里、三英里、四英里，我们只闲话家常。

　　最后他说："你这个狗娘养的，当你说你会跟我去酒吧买醉，你是当真的。"我说："我是当真的。我想我可以喝到让你躺在地上，喝了就知道。"他说："你真是该死、你真该死、你真该死。你不会知道的。"他把车掉头开回家。

　　他升到少校。有一天晚上他来找我，他问候我："晚安。"我说"少校，晚安。"他说："我赌输了，我赌你不会马上看出来。"

　　他以前带我们到市区的军官餐厅吃饭，他总是帮贝蒂点一杯好酒，帮我点一杯好酒，他自己点柳橙汁或是牛奶。他获准继续飞行，被派到五角大厦，成为五角大厦军官和国会议员的特别飞行员。

　　他偶尔会从华盛顿打电话给我，说："我想我需要听到你的声音。"我们会天南地北地聊天。他下次打电话给我，可能是一个礼拜以后，也可能是三个礼拜以后。1942年的9月26日是他最后一次喝酒。我想大概是在1963年，他带着老婆和小孩来看我；他带我们出去吃饭，帮我和贝蒂都各点了一杯酒。他仍然滴酒不沾。

　　他走进来说："我和你一样是个老古板。"他要我直截了当地跟他谈话。我可以直截了当地跟他谈话。我答应他，任何时候他想要喝醉，我都会陪他一起醉。当他带我出去要喝酒，他退缩了，一路直接开回家，我笑他胆小鬼。我没有赞美他；我因为他退缩而嘲笑他。

　　有一次哈普·阿诺从欧洲回来，他和哈普·阿诺及一些高阶军官（他那时已经是中校）在军官餐厅聚会。鲍勃接到一通电话，他不在的时候，哈普·阿诺偷偷在他的可口可乐里掺酒。鲍勃回到座位上，他喝

171

了一口可口可乐，才知道里面被换了酒，即使他穿着军服，而哈普·阿诺是将军，他转向哈普·阿诺说："你这个差劲的狗娘养的。"他真的狠狠地轰了他一顿。而哈普·阿诺知道他自己做了一件不可原谅的事，你不可以在一个改过自新的酒鬼的饮料里掺酒。哈普·阿诺接受了这一顿抨击，并且向他道歉。你不可以对将军骂脏话，**（艾瑞克森笑）**但哈普·阿诺是个明事理的人，他不害怕面对事实。在军队里面，只要不逾越基本的道理，你可以要下属做任何事。甚至巴顿将军(General Patton)都会因为掌掴一名士兵而事后跟他道歉，他知道这是不对的。在一个已经戒酒的酒鬼饮料里面掺酒，可能比掌掴士兵还严重，这是一件不可原谅的事。在他结束了对哈普·阿诺的炮轰之后，他拿了双氧水漱口，然后他刷牙。这是一件恐怖的事情。

当他要离开底特律到五角大厦的时候，他有一次不好的经验。他的中队举办了一场送别晚宴，餐点中有莱姆口味的蛋糕，他吃了一口，发现那是莱姆口味，立刻作呕。他之后告诉我："我经历了一段悲惨的时间，我不断地刷牙漱口，为了要把那个味道从我嘴巴里消除。"

如果我试着用正统的方式去治疗一名酒瘾者，情况将会怎么样呢？你用病人相同的层次和他们沟通，用他们能了解的语言，不要害怕运用它。

通常你会发现病人喜欢几种特定的表达方式，但他们受不了自己说出来，所以你帮他们说。我想起有一位州立医院病人把所有吃下去的东西都吐掉，她总是吐得一干二净。医院主管说："除非插管喂食，不然她可能会饿死。你能想办法处理吗？"我说："没有底线吗？"他说："没有底线。"

我去跟那个女人说我要帮她插管喂食，如果有必要的话，我还会替她做第二次插管喂食。我让她坐在椅背上，把她固定住，她对这个姿势相当自在。她的手被绑在椅背上，而护士手里拿着一个锅子要让她呕吐用。我把灌食的食品由喂食管倒进去，她吐出来，我从锅子再倒回管子里，她吐了一部分出来，我再倒回去。她学会让它留在里面。

萨：我想一定是的。

艾：护士们非常讨厌我；她们很希望我被开除。我宁愿让他们生气，也不希望病人饿死。我用了一个简单的方法。

这一天艾瑞克森最后谈的案例是贺伯特（Herbert）的例子，一个住院的精神分裂症病人，艾瑞克森用策略性的作业去面质他，让贺伯特破除他的妄想。因为这个案例详细刊载于海利（Haley, 1973, p.287)和罗森（Rosen，1982a, p.202)的书中，在这里不作赘述。

评论

我想要分享读过这份我和艾瑞克森会谈逐字稿的想法。我个人方面的响应是感动，而专业方面的响应，是里面的每字每句都让我深深着迷，就像12年前我第一次遇到艾瑞克森时一样。我想先谈谈一些比较主观的部分。

我去找艾瑞克森，主要的原因是去当他的学生；其他拜访他的原因，在我脑海中并没有具体地明朗化。然而，虽然没有说出来，很清楚的，艾瑞克森努力从个人层面上影响我。我并没有呈现我的问题，或要求他对我的问题提供协助——有些问题我甚至没有察觉到。艾瑞克森点出了我个人困境的诸多方面，着手协助我跨越这些困境。我很高兴他试着帮助我克服这些会限制我的障碍，无论是身为一个人还是一位治疗师。

我清楚记得自己当初是多么感动于和艾瑞克森在一起的经验。在我拜访他的第二天，我看着他奋力地将自己从轮椅移到办公椅上，然后他忍着显而易见的疼痛，开始与我谈话，借此想要教导我如何成为一个更有用的人和治疗师。我记得我感到强烈的感动，他愿意无私地用他有限的时间来帮助我。

在这种强烈感动的冲击之前，我从来没有遇见过像他这么有力量的人物。艾瑞克森有许多令人惊奇的层面：或许他深远的治疗效果是来自于他的高度敏锐、尊重个人、热情、神采奕奕的独特的风格和面对逆境时所展现的强韧生命意志。我看到他努力把每件事做到最好，这激发了我有为者亦若是的自许。

在这三次的会谈当中，我试着找出艾瑞克森的治疗模式，理智地评论他的方法。然而，我有时候打断了他的脉络。他对于谈话目标了然于胸，不需要我太多的响应也能工作。我惊讶于（甚至也有一点松了口气）他技术的主动积极，很少需要我来响应。然而，我并非仅仅扮演一个被动的角色；整个过程里，我不断被刺激去思考艾瑞克森的意图何在，而这正是我为了激化改变所必须做的努力。

由于治疗经验的增加和这几年学习艾瑞克森治疗方式的帮助，我更能从专业的角度细究他的治疗技术。有一个技巧特别突出：艾瑞克森说的一些轶事有哄我入睡的效果。然后艾瑞克森会在我催眠敏感度较好的时候，在话中偷偷塞进，暗示；这种用"意图无关"（intentional irrelevance)去松懈理智的技巧，值得进一步探究。

还有，艾瑞克森试着同时在个人层面和专业层面上帮助我提升学习催眠的能力。在他对我做的催眠诱导里，他只用了自然催眠法，没有正式的催眠诱导；他完全没有要求。事实上，当时我可能会因为害怕而抗拒正式的催眠，艾瑞克森用了正确的技术，因此提升了我的催眠敏感度。

这份逐字稿呈现了艾瑞克森身为一个人和一位治疗师的面貌，因为这整份逐字稿的公开，人们才得以一探艾瑞克森完整治疗历程的全貌。许多作者常常分析艾瑞克森片段的治疗介入；然而，他治疗的奇效乃是根植于他持续历程的运用。但是培养对于艾瑞克森治疗历程的洞察，又是另外一个范畴的议题。

附录一
我的故事

黛安·萧

由于我母亲的一点疏忽，我才被生下来。我是双胞胎的其中一个，当我父亲知道生下来的是双胞胎，他提议把一个淹死，但我母亲觉得产下双胞胎很骄傲。我常常觉得为什么要身为双胞胎之一才会受欢迎，而如果我被单独生下来就不会。

我父亲为了庆祝生下双胞胎，买了一个钻石坠饰和一台豪华钢琴送给母亲。没人曾学会弹那台钢琴，但是钢琴椅却很好用，高度刚好适合两岁的我磨牙。我的哥哥偷走了那个钻石坠饰，连同大家的战时储蓄邮票和储钱罐。

我们家境还不错。母亲告诉我，以前有人会站在我们家门口诅咒我们，因为我们的煤炭多到地下室装不下，其他人却冷得要命。这一定也让我母亲觉得很骄傲——如果有人跟她要煤炭，只要他们适度地表达感激，她一定会给他们。

我母亲很漂亮。我对她最早的记忆是当她和父亲要到乡村俱乐部跳舞时，我伸手摸她的洋装。

我的父亲高高瘦瘦的，人很幽默，但他觉得对孩子唯一的责任就是给我们足够的金钱，这样我们就会快乐。我不知道你怎么样形容一个酒鬼父亲。他会连续六个月勤奋工作，对母亲的颐指气使逆来顺受，然后他会突然……❶

---

❶ 这里是黛安自传第1页的结束。下面的段落是她自传里的第37页

你建议的这间医院。我不想去——但我知道我还是会去。我想回去——收容病房——自大的护理人员——害怕再次离开——累了——对抱怨困扰我身体的病痛感到羞耻——因为当我在医院得盲肠炎的时候，他们嘲笑我，告诉我"一切都是我想出来的"——你在庞蒂亚克（Pontiac）的所有问题，"一切都是你想出来的"。

你知道接下来的部分。我希望我有勇气先死去，然后我才能看清你的脸，再狠狠地骂自己一顿。我想你一定相信我会痊愈，不然不会花时间在我身上。我就是无法改变自己的想法，才会进来这里。我想要好起来。我只是怕我会让你失望。我并不勇敢。我知道自己骨子里的想法相当丑陋。我可能会尽一切所能，不让你认识真实的我。

这就是所有的故事。我只是把冒出脑海的想法很快地写下来。我的文笔很差，而且字迹潦草。然而，我已经写得手臂酸痛、脖子僵硬，脑子也不清楚了。

因为我还没有死，所以我还继续在写我的生命故事，我甚至已经不太确定自己是不是还是想死，但是我很确定——喔，我非常讨厌早起!

附录二

夏娃·帕顿

这个病人说："你只要问问题，我会负责回答。"她被问到她的年纪。"不要告诉我你连这个都不知道。我今年32岁，或者说我应该算是32岁。我在1912年6月16日出生于密苏里州的何克连。那是一个小镇——小镇的闲话——越过后院的篱笆到邻居家里就像洗碗水一样——就像喂猪吃的洗碗水。两条腿的母狗和毒蛇住在人的躯体里。有很多人我不喜欢。其中一个是抚养我的小姐。我崇拜那个养我的男人。他像百合花一样白，他的头发和渡鸦一样黑——就像艾德加·爱伦·坡（Edgar Allen Poe）说的——黑夜的渡鸦。他的眼睛跟豹一样黄，但他是一只从来不会改变身上斑点的豹。他是白皮肤，他的妈妈是黑皮肤。他有一个大哥，主宰着整个家庭，他把他的太太送到疯人院。她在那里待了34年。现在她在密苏里的另一个地方，在那里他们把病房铺满护垫，所以你就不会撞得头破血流。大约18年前，在他的照料之下，她出院了，一个下流无耻狗娘养的人让她怀孕。然后她被送回精神病院，她的小男孩现在已经18岁。在那之后，她一直待在那里。

"我的弟媳诺玛·可瓦斯基（Norma Kowalski），我同母异父弟弟雅各布·可瓦斯基（Jacob Kowalski）的老婆，现在住在底特律的伯里（Braile）12345——我同母异父的弟弟告诉我，我的阿姨记得事情所有经过。当我在七月四日和我当时七岁的儿子罗夫去密苏里时——我的弟弟保罗——我想他就是那个打电话叫警察到灰狗巴士站把我抓起来的人——他说我已经准备好要去精神病院。当我看见我弟弟保罗出现在售票亭时，我带着罗夫躲到女厕所。我们等到他们叫喊着：这是到圣路易的巴士——直到他们叫喊着：这是最后一班到圣路易的巴士。在我打给住在底特律皮尔格兰（Pilgrim）的女性友人——她的先生在印第安村（Indian Village）地区做一流的搬家工作——替高级人士服务——她是我最好的女性朋友——我们在1932年时一起在饭店工作。她就像我的姐妹一样。我在1933年当她的伴娘。

"我在饭店当了三年或四年的女服务生和女主人。有时候我喜欢那份工作，有时候我不喜欢。我大概辞职过三次。以前当男人看我的眼神好像我赤身裸体时，我会觉得尴尬，但在我结婚之前，我不再像以前一样觉得尴尬。第一次我是为了一个德国男服务生而辞职。我爱上他。我当时21岁。他是一个已婚的男人，但他没有戴婚戒，我以为他还是单身。他和我约会，我的女性朋友告诉我她发现他已婚。我不相信，因为我不认为有谁能这么下流无耻地欺骗一个从未结过婚的女孩。所以我去找潘，我们的出纳员，问她他是不是已经结过婚了。她说是，她很确定这件事，并且他的太太已经怀孕了。当天晚上我和他有约会，所以我要一个客房服务的男服务员彼得，到五楼海门工作的地方找他，告诉他我要和他分手。然后当天晚上我到芭芭拉的住处待了一夜。她是十五楼的出纳。这就是我第一次辞职的原因——为了一位已婚的德国服务生。

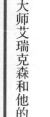

催眠大师艾瑞克森和他的催眠疗法

"在他的孩子出生之后，我们又继续见面。我想要亲他，看和他接吻的感觉如何。当我还没有亲他的时候，我就已经知道亲他的感觉如何，我只是想要知道实际亲吻的感觉是不是真的一样好。确实是如此，我和他又出去过几次，但我们都没有性行为。他带他九个月大的小女儿来我住的地方。她的名字叫玛莉。她从来没有和陌生人相处过，但她整个早上都跟我在一起。

"我们去巴里·伊斯（Belle Isle）替她拍照。我替比尔拍了一张照，在我替他拍照的当时，他是其中一个女服务生的男朋友。然后当他在哈得森公司把相片冲洗出来，里面有比尔和其他人的照片，海门很生气，他质问我，我说：'你怎么还能这么理直气壮地质问我——你是个已婚的男人。照片中的男人是桃乐丝·黛芙琳（Doris Devlin）的男朋友，我在她休假的时候拍的，我希望你满意这样的答案。'

"他要我和他一起远走高飞到芝加哥去，他打算离开他老婆，但我没有答应他，因为我知道有一天他会厌倦我，而回到他老婆和小女儿的身边，因为血应该是——应该是浓于水的，或许这段感情很可笑，但我很爱他。如果我够聪明的话，我应该抓住这个机会和他一起去芝加哥，和他住在一起，但我只有21岁，我还不太了解生命到底是怎么一回事。我从来没有和我妈妈深谈，因为和她谈让我觉得尴尬。我从来没有在我妈妈面前脱过衣服，但我应该能在爸爸和兄弟们面前脱衣服，而不觉得有什么大不了。在我妈妈面前，我有一种可笑的感觉。有一次她在我面前脱衣服，我马上就离开房间。

"在这期间，我在爱洛思被放出来。妈妈告诉我，我爸爸已经死了，我只说：'你是个该死的骗子，我爸爸永远不会死的。'当我的状况好转时，我也从来不觉得我的爸爸已经死了。无论其他人怎么想，你心里记得的就是你自己的想法——也不管他们认为你所看到的是什么，或是他们认为你所听到的是什么。我不像其他人认为的，是个该死的混蛋，而是受到我身边的人影响——就像我爸爸以前说的：和一堆跳蚤躺在一起，你起来的时候身上也会沾着跳蚤。我以前听他说过这样的话。我妈妈以前说偷听者听到的事对他们毫无益处。我的祖母以前常和我父亲说话，我会听他们说话的内容。她回爱尔兰去了。我是爱尔兰人，我是印度人，我是英国人，我是威尔士人，也是印度人、威尔士人、德国人和其他我不知道的种族的混血。就像我弟弟之前经常说的：'我们间接地和英国皇室有血缘关系。'但他经常会从这里开始天南地北地胡说八道。当他念高中的时候，我帮他做所有的功课他从来都不用念书。我必须要念某些科目。我体育、音乐和英文都很好，我喜欢历史和职业信息。我并不喜欢生物——我不喜欢解剖，我从来就不喜欢肢解蝴蝶，然后把它们固定起来——我们在小学的时候这样做——但我弟弟保罗喜欢生物，他喜欢跟折磨有关的事情——在某方面他跟我的丈夫很像。我丈夫喜欢看人受折磨的样子——他喜欢看他们的反应。我妈妈说他疯了——但他并没有疯。他跟我弟弟保罗一样聪明，要不是为了那个玛格莉特·萝丝（Margret Ross）——那个不要脸的贱女人，我现在还会和他在一起。我总是这么说：有高档的贱女人，也有廉价的贱女人，而高档的贱女人就是高档的贱女人，廉价的贱女人就是廉价的贱女人。《圣经》上告诉你，一个妓女就是出卖自己身体的人，但我从来没有出卖过我的身体，但当我离开这个地方的时候，我打算要这么做。因为我已经厌倦了这么该死的努力工作，只为了从这个世界里得到我现在的一切，我再也不要工作了。"

附录三

米莉·帕顿

首先，我在这里并不是一个病人。我在两天之前被我的阿姨和舅舅带来这里，我相信我的阿姨是善意，她认为我需要某种治疗。只是以目前的状况看来，我的头脑还相当清楚。当我人在纽约市的贝里约（Bellevue）时，他们找到我。过去三年，我一直断断续续（on and off）地住在那里。我应该说大部分时间都不在(mostly off），因为我丈夫一直都在部队服役，所以我回家和我的阿姨住在一起，直到他在芝加哥退伍。他在那里住院十二个礼拜。

我很爱我的舅舅和阿姨，如刚才所说的，我相信他们都是善意的。我的舅舅华特是一个正直的德国人，我妈妈的名字叫波妮·史凯特（Bonnie Skate），她是家里三个女孩子其中之一。蕾(Rae）是最小的，排行老二的是琼（June），她有一个女儿——不，我想应该是两个女儿——我不确定。无论如何，她至少有一 个女儿——我是指琼——克莉丝，而蕾没有孩子。我是波妮的女儿，我妈妈在生我的时候难产死了。我出生在密歇根州底特律市的帕玛医院（Palmer Hospital）。

我的舅舅把我养大，他对我很好。一直到我长大，我在那里都很快乐。然后——我想每个人都会到一个想要有自己的家的年纪。这并没有错，也不是不自然的事，不是吗？但是他们管我管得很严，为了某种原因不让我和约翰（John)交往。他们从来没有看过他，至少就我知道的部分，我不认为他们曾经见过那个男孩。但是自从我回家之后，我发现他们见过他。他们试着要拆散我们，但我无法忍受——你了解吗？

我并未被合法领养。我的出生证明由底特律的健康局开立，上面写着

"婴儿帕顿"。我发现我本来的名字应该是凯洛琳(Caroline)，但我宁愿用米莉（Millie)这个名字。凯洛琳现在 是我的中名，你了解吗？但在所有的工作场合，我都是用米莉这个名字。我从17岁就开始工作，我一直用养父的姓，也就是邦廷(Buntig)，是个德国姓。为什么用一个德国名字会有错，我不知道。但似乎每当这个国家面对一场战争时，有德国名字的人就要遭殃。我只是想知道为什么！三年前当战争开打的时候，我遇到一些麻烦，只因为我有个德国名字。所以约翰帮我改名，我们变成了约翰·菲利普（John T. Phillips）先生和太太。如果你不介意的话，我比较常称呼约翰为杰克（Jake）——也就是我的丈夫。他是个很好的人。他在医务部队服务，我应该说，他以前在医务部队服务，但我确定他早已经复职了。

他之前因为精神性神经症（psychoneurotic）除役。当然你知道那是什么意思。但我不知道为什么，因为他没有神经症，他从来就没有精神官能症。部队显然只是为了把他留置在芝加哥的医院十二个星期，或者是某人想要这么做，我隐约知道到底是谁这么做。我的养父母跟这一件事脱不了关系——或者是我的舅舅 鲍勃·荷门（Bob Herman），他是底特律的职业律师，这件事他脱不了嫌疑。打从我小时候，他就没有喜欢过我，而克莉丝也一直在这个世界打滚。我不知道他做了什么——任何事情我都不确定。我的意思是——你知道，你必须先掌握证据，才能去指控别人一些罪名。我只是不知道——但我很确定这一点：有些地方一定有问题！

当我人在贝里约的时候，我要求他帮我忙。我要求法官让我见我舅舅，法官告诉我我能见我的舅舅，但是我从来就没见到他。然后我要求见陆军妇女军团募兵站里的福克斯中尉，我曾在这个单位里服务，从9月28日之后我就不假外出迄今。然后法官说我可以见福克斯中尉，你知道发生什么事吗？他们把我送到贝里约，再送到罗克兰州（Rockland State）的纽约橘镇(Orangeburg)。法官竟然这么做！

不过我回到了家乡。我的阿姨来接我，我们住在布鲁克林的一间旅社，那是我这辈子从没有去过的地方，我们住了两晚，然后我们回到底特律。大概就是这么一回事——让我想想——今天是星期几——星期五？我们回去了——

181

那是第二个星期天。从那天起，他们整天把我软禁在屋里。现在我了解那是为了什么，他们不要我和约翰联络上。事实上，那是个很重要的问题。我是指我们经常会——我应该怎么说呢——经常会在公寓里为了这件事争吵，毋庸置疑，争吵很容易被听到，所以他们把我带到这里来。如果有人需要治疗的话，那一定是我阿姨。她的状况并不好，自从更年期之后，她的状况就一直不好。她的左脚静脉曲张，脚长期以来就是肿的，而她的背长久以来一直有问题。她的背佝偻凹陷——你知道我的意思吗——这样？（这里病人用她的手摆姿势示范。）我还没有那样的背部问题，我的背像箭一样地挺直——就像我祖母的背。但是她真的需要治疗，但我不希望她在这个地方接受治疗。嗯，或许这间医院的这个部门还算不错。我不知道——我以前从未到过这里。但我希望她到安阿伯（Ann Arbor）接受治疗，我只到这里两天。我只能这样告诉你。

（在这个时候，病人被要求说明发生在她公寓里的冰桶事件。）喔，我会想要告诉你那件事，那真的很可怕。你知道我是怎么到纽约贝里约的。这发生在不久之前。事实上，我在1944年7月23日回到那里，因为约翰刚从部队退伍，他从芝加哥来到纽约，很自然地，我会想要和他在一起。起初，他住在曼哈顿饭店，我直接到那里找他，一直住在那里——其中有两个礼拜住在麦迪逊饭店。当我和杰克刚结婚的时候，我们在那间饭店住了一星期。在那之前，我们在银行街的村庄饭店大概住了三天，但我不是很喜欢村庄饭店，所以我们往北搬到较高级的曼哈顿饭店，再搬到麦迪逊饭店。很自然地，我记得那间饭店，之后我们又搬回去，因为它比较便宜。它位于东区。我并不是那么想要住在那里，所以我又迁移，再搬回曼哈顿饭店。然后我又回家，因为一个我在佩多克（Poddock）认识的女孩贝蒂（Betty）偷走了我的钱包，里面有一张我所仅有的杰克的相片。我不确定是不是她拿的，但我们这一群人里面只有四个人，我、贝蒂和两个军人。其中一个军人叫罗伯·史密斯（Robert Smith），他不假外出和我在一起待了一阵子，我们住在一起，最后他错过了他那班船，所以受到军法审判，丧失了他的薪饷——每周12块，我猜大概是这个数字。你知道他们在部队里做什么。我完全不需要为他错失船期负责。他想要走，我想你了解，但他也不想离开我。为什么我一点兴趣也没有，嗯，我也不会这么说，因为他要我嫁给他，乖乖地等他回来，大概就是这么一回事，但终究我嫁给了约翰。他用史密斯的名字写信到麦迪逊饭店给我，称呼我是他的太太，罗伯·史密斯太太。

因为我不再对东区感兴趣，所以我再次搬回曼哈顿饭店。我似乎总是碰到我不太感兴趣的人。西区好多了，那间饭店离中央公园大概有三条街的距离——我是随便估算的。嗯，事实上我很确定它离57街的中央公园有三条街，它大概是曼哈顿高级地带最宽的一条街。嗯，然后有一天我和约翰通电话。他以前在曼哈顿的造船码头工作，他会利用中午休息的一点时间打电话给我。所以有一天他说我应该找一间公寓，他说："住在饭店很贵，亲爱的，你不觉得吗？"所以我开始找公寓。记得飓风来的那天吗？我那天正在找公寓——为了空军的精神科医官瑞德中尉(Lieutenant Reed)，他的老婆和小孩下个礼拜天要来……

参考书目

Bateson, G. & Ruesch, J. (1951). *Communication: The Social Matrix of Psychiatry.* New York: W W Norton.

Beahrs, J.O. (1971). The hypnotic psychotherapy of Milton H. Erickson. *American Journal of Clinical Hypnosis,* 14, 73–90.

Berne, E. (1966). Principles of Group Treatment. New York: Grove Press.

Corley, J.B. (1982). Ericksonian techniques with general medical problems. In J.K. Zeig (Ed.), *Ericksonian Approaches to Hypnosis and Psychotherapy* (pp. 287–291). New York: Brunner/Mazel.

Dammann, C.A. (1982). Family therapy: Erickson's contribution. In J.K. Zeig (Ed), *Ericksonian Approaches to Hypnosis and Psychotherapy* (pp. 193–200). New York: Brunner/Mazel.

Erickson, M.H. (1944). The method employed to formulate a complex story for the induction of an experimental neurosis in a hypnotic subject. *Journal of General Psychology*, 31, 191–212.

Erickson, M.H. (1966). The interspersal technique for symptom correction and pain control. *American Journal of Clinical Hypnosis*, 3, 198–209.

Erickson, M.H. (1973). A field investigation by hypnosis of sound loci importance in human behavior. *American Journal of Clinical Hypnosis*, 16, 92–109.

Erickson, M.H., Haley, J., & Weakland, J. (1959). A transcript of a trance induction and commentary. *American Journal of Clinical Hypnosis*, 2, 49–84.

Erickson, M.H. & Rossi, E.L. (1974). Varieties of hypnotic amnesia. *American Journal*

催眠大师艾瑞克森和他的催眠疗法

of Clinical Hypnosis, 4, 225–239.

Erickson, M.H. & Rossi, E. (1977). The autohypnotic experiences of Milton H. Erickson. *American Journal of Clinical Hypnosis,* 20,36–54.

Haley, J. (Ed.) (1967). *Advanced Techniques of Hypnosis and Therapy. Selected papers of Milton H Erickson, M.D.* New York: Grune & Stratton.

Haley, J. (1973). *Uncommon Therapy, The Psychiatric Techniques of Milton H Erickson, M.D.* New York: W.W Norton.

Haley, J. (1980). *Leaving Home.* New York: McGraw–Hill.

Haley, J. (1982). The contribution to therapy of Milton H. Erickson, M.D In J.K. Zeig (Ed.), *Ericksonian Approaches to Hypnosis and Psychotherapy* (pp, 5–25). New York: Brunner/Mazel.

Haley, J. (1984). *Ordeal Therapy.* San Francisco: Jossey–Bass.

Haley, J. & Weakland, J. (1985). Remembering Erickson. In J.K. Zeig (Ed.), *Ericksonian Psychotherapy, Volume I: Structures* (pp. 585–604). New York: Brun– ner/Mazel.

Hammond, D.C. (1984). Myths about Erickson and Ericksonian hypnosis. *American Journal of Clinical Hypnosis,* 26, 236–245.

Karpman, S.B. (1968). Script drama analysis. *Transactional Analysis Bulletin,* 26,39– 45.

Lankton, C.H. (1985). Generative change: Beyond symptomatic relief. In J.K. Zeig (Ed.), *Ericksonian Psychotherapy, Volume I: Structures* (pp. 137–170). New York: Brunner/Mazel.

Lankton, S. & Lankton, C. (1983). The Answer Within: A Clinical Framework of *Ericksonian Hypnotherapy.* New York: Brunner/Mazel.

Lankton, S., Lankton, C., & Brown, M. (1981). Psychological level communication and transactional analysis. *Transactional Analysis Journal*, 11, 287–299.

Leveton, A.F. (1982). Family therapy as play: The contribution of Milton H. Erickson, M.D. In J.K. Zeig (Ed.), *Ericksonian Approaches to Hypnosis and Psy- chotherapy* (pp. 201– 213). New York: Brunner/Mazel.

参考书目

Lustig, H.S. (1985). The enigma of Erickson's therapeutic paradoxes. In J.K. Zeig (Ed.), *Ericksonian Psychotherapy, Volume II: Clinical Applications* (pp. 244–251). New York: Brunner/Mazel.

Madanes, C. (1985). Finding a Humorous Alternative. In J.K. Zeig (Ed.), Ericksonian *Psychotherapy, Volume II; Clinical Applications* (pp. 24–43). New York: Brunner/Mazel.

Mead, M. (1977). The originality of Milton Erickson. *American Journal of Clinical Hypnosis,* 20, 4–5.

Nemetschek, P (1982). 1201 E. Hayward: Milton H. Erickson, M.D. In J.K. Zeig (Ed.), *Ericksonian Approaches to Hypnosis and Psychotherapy* (pp. 430–443). New York: Brunner/Mazel.

Pearson, R.E. (1982). Erickson and the lonely physician. In J.K. Zeig (Ed.), *Ericksonian Approaches to Hypnosis and Psychotherapy* (pp. 422–429). New York: Brun– ner/Mazel.

Rodger, B.P (1982). Ericksonian approaches in anesthesiology. In J.K. Zeig (Ed.), *Ericksonian Approaches to Hypnosis and Psychotherapy* (pp. 317–329). New York: Brunner/Mazel.

Rosen, S. (1982a). *My Voice Will Go with You: The Teaching Tales of Milton Erickson,* New York: W W Norton.

Rosen, S. (1982b). The values and philosophy of Milton H. Erickson. In J.K. Zeig (Ed.), *Ericksonian Approaches to Hypnosis and Psychotherapy* (pp. 462–476). New York: Brunner/Mazel.

Rossi, E. & Ryan, M. (Eds.). (1985). *Life Reframing in Hypnosis: The Seminars, Workshops, and Lectures of Milton H Erickson (Vol II)*, New York: Irvington.

Rossi, E., Ryan, M., & Sharp, F. (Eds.). (1983). *Healing in Hypnosis: The Seminars, Workshops, and Lectures of Milton H Erickson (Vol. I)*. New York: Irvington.

Schoen, S. (1983). NLP: An overview, with commentaries. *The Psychotherapy Newsletter, I,* 16–26.

Secter, I. (1982). Seminars with Erickson: The early years. In J.K. Zeig (Ed.), *Ericksonian Approaches to Hypnosis and Psychotherapy* (pp. 447–454). New York: Brunner/Mazel.

Thompson, K. (1982). The curiosity of Milton H. Erickson, M.D. In J.K. Zeig (Ed.),

催眠大师艾瑞克森和他的催眠疗法

Ericksonian Approaches to Hypnosis and Psychotherapy (pp. 413–421). New York: Brunner/Mazel.

Van Dyck, R. (1982). How to use Ericksonian approaches when you are not Milton H. Erickson. In J.K. Zeig (Ed.), *Ericksonian Approaches to Hypnosis and Psychotherapy* (pp.5–25). New York: Brunner/Mazel.

Watzlawick, P (1982). Erickson's contribution to the interactional view of psychotherapy. In J.K. Zeig (Ed.), *Ericksonian Approaches to Hypnosis and Psychotherapy* (pp. 147–154). New York: Brunner/Mazel.

Watzlawick, P. (1985). Hypnotherapy without trance. In J.K. Zeig(Ed.), Ericksonian *Psychotherapy, olume I: Structures* (pp.5–14). New York: Brunner/Mazel.

Wilk, J. (1985). Ericksonian therapeutic patterns: A pattern which connects. In J.K. Zeig (Ed.), *Ericksonian Psychotherapy, Volume II: Clinical Applications* (pp. 210– 233). New York: Brunner/Mazel.

Yapko, M. (1985). The Erickson hook: Values in Ericksonian approaches. In J.K. Zeig (Ed.), *Ericksonian Psychotherapy, Volume I: Structures* (pp. 266–281). New York: Brunner/Mazel.

Zeig, J.K. (1974). Hypnotherapy techniques with psychotic inpatients. *American Journal of Clinical Hypnosis*, 17, 59–69.

Zeig, J.K. (Ed.). (1980a). *A Teaching Seminar with Milton H Erickson,* New York: Brunner/Mazel.

Zeig, J.K. (1980b). Symptom prescription and Ericksonian principles of hypnosis and psychotherapy. *American Journal of Clinical Hypnosist,* 23, 16–22.

Zeig, J.K. (1982). Ericksonian approaches to promote abstinence from cigarette smoking. *Ericksonian Approaches to Hypnosis and Psychotherapy.* New York: Brunner/Mazel.

Zeig, J.K. (1985a). The clinical use of amnesia: Ericksonian methods. In J.K. Zeig (Ed.), *Ericksonian Psychotherapy, Volume I : Structures* (pp. 317–337). New York: Brunner/Mazel.

Zeig, J.K. (Ed.). (1985b). Ethical issues in Ericksonian hypnosis: Informed consent and training standards. In Zeig (Ed.), *Ericksonian Psychotherapy, Volume I: Structures* (pp.459–

473). New York: Brunner/Mazel.

Zeig, J.K. (Ed., Introduction and Commentary). (1985c). The case of Barbie: An Ericksonian approach to the treatment of anorexia nervosa. Transactional Analysis Journal, 15, 85−92.

催眠大师艾瑞克森和他的催眠疗法